胃与肠

——咽喉·颈部食管癌的诊断和治疗

（日）《胃与肠》编委会　编著

《胃与肠》翻译委员会　译

U0388488

辽宁科学技术出版社

·沈阳·

Authorized translation from the Japanese Journal，entitled
胃と腸 第52巻 第13号
ISSN：0536-2180
編集：「胃と腸」編集委員会
協力：早期胃癌研究会
Published by IGAKU-SHOIN LTD.，Tokyo Copyright © 2017

图书在版编目（CIP）数据

胃与肠．咽喉·颈部食管癌的诊断和治疗/(日)《胃与肠》编委会编著；《胃与肠》翻译委员会译.—沈阳：辽宁科学技术出版社，2021.1

ISBN 978-7-5591-1900-1

Ⅰ.①胃… Ⅱ.①胃… ②胃… Ⅲ.①食管癌—诊疗 Ⅳ.① R57 ② R735.1

中国版本图书馆 CIP 数据核字（2020）第 231975 号

出版发行：辽宁科学技术出版社
　　　　　（地址：沈阳市和平区十一纬路25号　邮编：110003）
印　刷　者：辽宁新华印务有限公司
经　销　者：各地新华书店
幅面尺寸：182 mm×257 mm
印　　张：7.25
字　　数：180千字
出版时间：2021年1月第1版
印刷时间：2021年1月第1次印刷
责任编辑：唐丽萍　丁　一
封面设计：袁　舒
版式设计：袁　舒
责任校对：黄跃成　王春茹

书　　号：ISBN 978-7-5591-1900-1
定　　价：80.00元

编辑电话：024-23284363　13386835051
E-mail: 1601145900@qq.com
邮购热线：024-23284502
http://www.lnkj.com.cn

目　录

咽喉·颈部食管癌的诊断和治疗

门马久美子[1]

| 关键词 | 咽喉癌　颈部食管癌　内镜诊断　内镜治疗　狭窄 |

[1] がん感染症センター一都立駒込病院内視鏡科
〒 113-8677 東京都文京区本駒込 3 丁目 18-22 E-mail : momma@cick.jp

介绍

最初报道咽喉癌的是日本《胃与肠》（2005年）的《表浅型的中·下咽喉癌》。在早期食管癌外科治疗的基础上，自 1990 年对早期食管癌开始了内镜治疗，以食管的姑息性治疗的病例为对象，以治疗后的残留再发及异时性食管癌、其他脏器重叠癌等为检索目的，进行了长期内镜检查。据这些病例的治疗经验、早期食管癌的长期经过，可详细地判断异时性食管癌和其他脏器重叠癌。在那之前，内镜检查是从食管开始的，没有习惯咽喉部的观察的从事食管内镜治疗的医生们，注意到与食管黏膜相同的扁平上皮的咽喉部，发生了同样的癌，率先开始对咽喉部进行观察。在《浅表型的中·下咽喉癌》的专题中，在对中·下咽喉癌报道的同时，在内镜检查中对中·下咽喉癌的观察方法也具有划时代的意义[1]。

在 2005—2007 年，有过 2 次组成的专题，在 2010 年发行的《胃与肠》的《中·下咽喉浅表癌的诊断和治疗》中，加上了在常规观察、NBI（narrow band imaging）观察、放大观察下的咽喉癌的内镜诊断，也含有经鼻胃镜的诊断。对咽喉癌的内镜治疗[2]，陈述了内镜黏膜下切除术（endoscopic mucosal resection，EMR）、内镜黏膜下剥离术（endoscopic submucosal dissection，ESD）、内镜黏膜下咽喉手术（endoscopic laryngo-pharyngeal

surgery，ELPS）等不同技法的内镜治疗效果，从 2000 年已经开始报道了咽喉癌的内镜下治疗的长期预后。2012 年《胃与肠》的《咽喉·颈部食管癌的鉴别诊断》中的专题将观察方法和内镜诊断放在主要的位置，也叙述了与良性疾病的鉴别。

在这次的《咽喉·颈部食管癌的诊断和治疗》的专题中，期待对经口法或是经鼻法诊断方法的差异、治疗困难的病例的不同内镜的治疗技法、治疗后狭窄的预防对策等进行叙述。通过 NBI 对食管癌方法论的确定，采用在 NBI 基础上的确认食管癌的方法，以同样的方法发现咽喉癌的病例也有增加，内镜治疗的病例也在增加。只是，伴随着治疗病例的增加，在咽喉部也产生了一些问题点。作为今后的课题，判定病理学的浸润、淋巴结转移等关系，左右预后的因子是什么，内镜下治疗时寻求保留功能的温和的治疗方法及对合并症的处理，内镜治疗的指南如何制定，治疗后的经过观察方法等需要解决的问题非常多。

病理学的问题点

咽喉部和食管一样由扁平上皮构成，食管癌的诊断学及治疗学即使在咽喉癌中也是能够应用的。只是，咽喉黏膜与食管黏膜和壁的结构不同，存在没有黏膜肌层这样决定性的差异。因为没有黏膜肌层，在咽喉部难以对浸润进行判断，现在，作为新的组织学因子，从肿瘤的表层到最深处的厚度可作为测定肿瘤的厚度[3]。只是在隆起型多见的咽喉癌中，难以判断这样的测量方法是否妥当，期待今后能积累病例进行判断。再加上，在食管癌深度诊断的基础上显示淋巴结转移率，讨论内镜治疗的适应证，虽然在指南中明确记载了，但在咽喉部从深度的概念上不能说明淋巴结转移的风险度，还有事实上不能作为内镜治疗的指南。

在内镜治疗上的课题

这次，与咽喉同时，颈部食管也被列为主题，在咽喉·颈部食管的区域，因为与吞咽和发声有关，期待尽可能保留脏器功能柔和的治疗。虽然放疗也是非常有效的治疗，但是咽喉·颈部食管癌是多发癌，异时期癌的发生率也高，作为治疗的选择，如果可以，还是需要保留放疗的。病变要是适合内镜下治疗的话，尽可能行内镜下治疗，因为喉头的结构比较复杂，也有内镜下治疗困难的病例。再有，切除面要是广泛的话，也会产生治疗后狭窄、梨状隐窝处穿孔、将来残留误吸的危险性。一方面，即使送气在颈部食管也不能充分扩张，难以保证内镜下治疗的视野，再加上，因为在狭窄管腔进行切除的操作，术后狭窄的发生率也高。这样治疗的难度高，对于容易引起术后狭窄的颈部食管区域的最新的治疗方法，现在正在探求从开始就对局部注射激素预防术后狭窄的对策。

需要花费诊断时间

在内镜下治疗可能的病变需要花费诊断时间，虽然内镜检查是必要的，但咽喉·颈部食管区域，是内镜观察困难的脏器之一。显示复杂结构的咽部部分、通常关闭状态的下咽喉后壁及轮状后部，以及即使送气也不能充分地扩张，观察食管入口和颈部食管时不能取得与黏膜面的距离区间，这些都需要花费时间。是否使用镇静剂比较好？内镜的观察法是经口好还是经鼻好？观察时候呼吸方法是怎样？有无必要进行附属品、透明帽、食物等的处理？碘染色是否可能？考虑了"千方百计"。在这个区域，进行内镜观察的时间和优点及缺点，这次本文叙述得"惟妙惟肖"。

面向内镜的检诊

在上消化道癌中，胃癌、食管癌、咽喉癌的比例是100:10:1，检诊的目标是：病例数多的胃癌，可以进行X线造影检查。只是，虽然发生率低，但是发现迟的话也不能保留功能，产生吞咽及食物摄取、发声的问题的咽喉癌及食管癌，在X线检查中不能发现。在咽喉癌、食管癌的早期发现中内镜的检诊是不可或缺的。现在，在胃镜的内镜检诊中，作为构建了癌变风险的幽门螺旋杆菌检诊系统的咽喉癌、食管癌共通的风险因子，考虑是酒［特别是乙醛脱氢酶2（ALDH2）的外显子缺损和乙醇脱氢酶1B（ADH1B）的内因子低活性］、吸烟、男性、高龄者等，期待设置高风险因素及构建新的检诊系统。

进行检查的医师，一定要熟读本书，理解存在的观察困难部位，掌握对策，确实地进行不漏诊的检查。

参考文献

[1] 門馬久美子，吉田操，川田研郎，他．中·下咽頭癌の通常内視鏡観察．胃と腸 40：1239-1254, 2005

[2] 中·下咽頭表在癌の診断と治療．胃と腸 45：171-296, 2010

[3] 日本頭頸部癌学会（編）．頭頸部癌取扱い規約，第5版．金原出版 pp 64-65, 2012

主题　咽喉·颈部食管癌的诊断和治疗

咽喉浅表型扁平上皮癌的病理

藤井 诚志[1]

渡边 昭仁[2]

山本 阳一[3]

堀 圭介

矢野 友规

林 隆一[4]

概述●窄带成像内镜（NBI）的开发，在咽喉部浅表型扁平上皮癌的发现及发生，以及可能保留吞咽的重要的生理功能方面，引起了大的治疗革新。随着这样缩小切除的患者的治疗经过变得明朗，对于浅表型癌应该解决的课题也变得突出。其中一点，即缩小切除后追加淋巴结清除等能否经过病理组织学图像进行预测。在咽喉癌中，因为没有黏膜肌层，壁深度的概念不包括 T 因子，对广泛的上皮下层进行细分类不能向食管癌那样表示关于淋巴结转移的风险度。因此，在咽喉癌中，tumor thickness 用壁深度替换作为组织学的因子使用。本文将对相关浅表型癌的问题进行解说。

关键词　咽喉浅表型癌　IPCL (intra-papillary capillary loop)
NBI (narrow band imaging)　tumor thickness
壁深度

[1] 国立がん研究センター先端医療開発センター臨床腫瘍病理分野
〒 277-8577 柏市柏の葉 6 丁目 5-1 E-mail：sfujⅡ@east.ncc.go.jp
[2] 惠佑会札幌病院耳鼻咽喉科·頭頸部外科
[3] 国立がん研究センター東病院消化管内視鏡科
[4] 同 頭頸部外科

介绍

在咽喉部通过内镜检查能发现浅表型癌经历了数十年以上。消化道的浅表型癌的定义是指癌细胞的浸润没有到达固有肌层，不论有无淋巴结的转移[1, 2]。在日本最早期，咽喉浅表型癌是试着合用窄带成像内镜（narrow band imaging，NBI）和放大内镜检出的。

对致癌的两大危险因素（饮酒、吸烟）与食管癌并存的患者进行内镜检查，至今为止发现的咽喉癌只有浅表型癌。像这样可能避免损失发生、吞咽等生理功能像咽喉喉头食管摘除术那样的扩大手术，能够保留正常的生理功能性内镜下的切除及外科部分切除的缩小切除，引起了大的治疗革新。

随着像这样实施缩小切除的患者治疗经过逐渐明朗，对于浅表型癌应该解决的问题也凸显出来。其中一个是缩小切除后追加淋巴结清除能否经过病理组织图像进行预测。在 2017 年修订头颈部癌的 WHO 分类的时候，在咽喉癌中，壁深度的概念不包含 T 因子[3]。咽喉在分类上属于上呼吸消化道（upper aerodigestive tract），与连续的食管在解剖学上有差异，浸润深度的表现和癌前病变分类及诊断表现也是不同的。

在本文中，在对咽喉浅表型病变的病理组织学诊断时，作者将以咽喉为开始围绕头颈部区域的浅表型癌作为中心问题点进行解说。

咽喉癌的危险因子和 T 因子

在 1953 年 Slaughter 等 [4] 关于口腔癌提倡的区域性癌变（field cancerization）概念，食管癌和咽喉癌也适用，使人们已经认识到扁平上皮癌容易反复发生。作为相关的流行病学两大危险因子是饮酒和吸烟，世界卫生组织（World Health Organization，WHO）也认识到这个问题 [5]。

对咽喉癌进行研究，通过食管癌患者的内镜图像发现食管内有多发碘不染区的危险因子，酒精代谢的第一产物乙醛的蓄积是高风险因素，代谢产物的危险因子逐个被识别 [5, 7]。

之后，作为遗传因子的背景因素，酒精分解酶的乙醛脱氢酶（ALDH）的遗传因子多型作为咽喉癌发生的危险因子被发现了 [6, 7]。如上所述，只有患有癌症的咽喉癌发生相关的因素逐渐被明确，这样才有可能缩小内镜检查对象的范围。

在日本头颈部癌学会 2002 年的头颈部恶性肿瘤的全国登记中，发现登记的中·下咽喉癌的 679 例中，上皮内癌（Tis）1 例也没有，明白在当时的区域，浅表型癌的发现是非常困难的。还有，这个区域的 TNM 分类的 T 因子，能够用肉眼评估肿瘤的大小、有无邻近脏器的浸润、功能限制等，从邻近食管开始，没有加上用于消化道管壁深度的概念。

据这样的情况浮现出来的是：原本几乎是头颈部区域的 T 因子，肿瘤细胞的浸润没有到达肌层，浅表型癌不能根据浸润深度来细分类。对于消化道的浅表型癌，用"癌肿的壁深度到黏膜下层，不问有无淋巴结转移的癌肿"来定义 [1, 2]。即使在咽喉部，因为发现了许多浅表型癌，相对应的问题也显露出来。缩小切除标本的病理组织学讨论后要是提示有必要治疗的话，不得不说寻求咽喉浅表型癌的病理学诊断更加重要了。

IPCL 和病理组织学的特征

对于扁平上皮的肿瘤性病变，细胞异型和结构异型的两方面构成一直以来的病理诊断标准以进行诊断。对于病理组织学所见的乳头层的微细血管结构的变化，应该考虑是以咽喉部开始的头颈部区域的浅表型扁平上皮病变。

咽喉部的浅表型癌利用咽喉表面的微细血管构造的图像诊断技术 NBI 能发现，关于咽喉的浅表型病变，有必要对病理组织学的微细血管构造进行关注。

咽喉浅表型癌的内镜下的特征性表现大概能分为 2 个部分：一个是病变部的色调的变化，还有一个是在食管到现在为止提倡的"上皮乳头内毛细血管环（intra-papillary capillary loop，IPCL）的形态变化"。据色调变化，在 NBI 下观察到的棕色区域称为"brownish area"。在内镜下切除标本，IPCL 集簇图像和肿瘤存在的部位是一致的（图 1a）。在实体显微镜观察下，能够看到 IPCL 的集簇图像，这样的 NBI 图像中看到了环状、线圈状的不规则血管（图 1b、c）。在血管变化显著的病例上，即使是切面，也能充分看到 IPCL 的异常伸长和扩张（图 1d）。实际，即使在染色后，也能充分看到线圈状的血管和不染区是一致的（图 2）。

从病理组织学上进行观察，发现上皮内癌组织与周围的非肿瘤性上皮有细胞密度的差异，在肿瘤组织存在的部分，上皮内及上皮下层有微小血管的增生（图 3a）。其结果，导致了散乱光和吸收光的平衡不同，识别了作为棕色区域的 NBI 图像。还有，与在上皮下的肿瘤的存在部分一致，多认为是以淋巴细胞为中心的慢性炎症细胞的浸润。一方面，着重于 IPCL 的形态变化，在正常扁平上皮内不显眼的 IPCL 在上皮内癌中呈现大小不同的扩张的分支，到上皮表层后增生性伸长（图 3b）。放大后确认看，能确认呈现花瓣样的 IPCL 分支（图 3c）。

在 NBI 被开发之前，病理医生没有遇到观察咽喉黏膜的 IPCL 的形态发现表浅型扁平上皮的病变。只是，现在不只看病理组织学所见的细胞异型和构造异型，也关注 IPCL 的形态学变化，必须作为病理组织学所见选取。这里，作者们将咽喉的浅表型扁平上皮病变的 IPCL 的形态学变化在表 1 [8, 9] 中列出，提倡作为新的诊断标准。

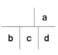

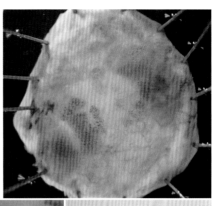

图1 咽喉浅表型癌切除标本的固定前的肉眼观
a 固定前肉眼观（水浸润下摄像）。
b IPCL 集簇部分（实体显微镜下观察图像）。
c IPCL 的形态图像（实体显微镜下观察图像）。
d 咽喉壁切割割面的 IPCL（实体显微镜下观察图像）。

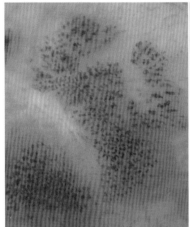
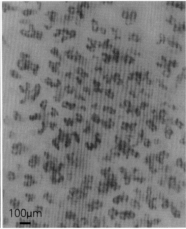
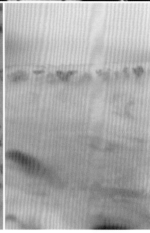

100μm

可以看到 IPCL 的形态变化不全都是肿瘤性病变，也有一部分被认为是炎症性病变。在 IPCL 形态学变化的同时有构造异型、细胞异型组合的情况下，病理组织学的异型形成以上的能够判断肿瘤性病变（**图4**），提倡将 IPCL 的相关形态变化加入扁平上皮病变的病理组织学的诊断标准（**表1**）中[8, 9]。综上所述，有必要考虑与 IPCL 的形态变化和其他的病理组织学所见进行综合解释。

基底细胞增殖伴微血管异常（basaloid cell proliferation with microvascular irregularities）

可在 NBI 像中识别称为 "brownish area（棕色区域）" 的微小的平坦型病变（**图5a**）。即使从同部位提取出的活检组织，据以前的基于细胞异型和构造异型的病理组织学的诊断标准，也存在轻度异型形成不能诊断的病变（**图5**）。作者

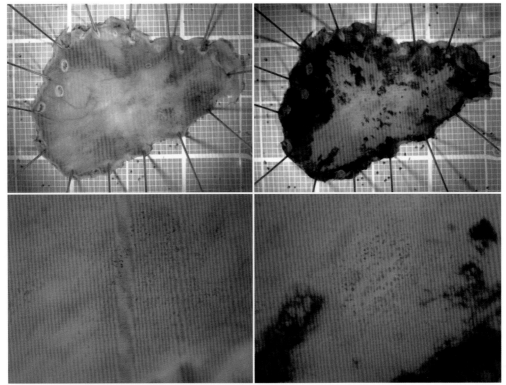

a	b
c	d

图2 咽喉浅表型癌切除标本的固定前的肉眼图像

a 固定前肉眼观（在水浸润下摄像）。

b 红宝石染色后固定前的肉眼图像（水浸润下摄像）。

c IPCL 集簇部分（实体显微镜下观察图像）。

d 红宝石染色后 IPCL 的集簇图像（实体显微镜下观察图像）。

们[8]将这个病变，最初作为 "basal cell hyperplasia with IPCL atypia（基底细胞增殖伴 IPCL 异型）" 报道过。明确表示了与一直以来的 "basal cell hyperplasia（基底细胞增殖）" 的差异，要是使用反映病理组织学的诊断名的话，"basaloid cell proliferation with microvascular irregularities" 比较合适。这个病变中，在上皮乳头之间有的 IPCL 一边向上方伸长一边分支，这样的 IPCL 呈均等间隔分布。因此，基底细胞或是旁基底细胞类似的比较集中的异型细胞局限在 IPCL 的周围增殖。只是，增殖的细胞的异型度比较低，没有核分裂象及角化不良细胞（dyskeratotic cell）。还有，基于三分法则，轻度异型形成的诊断标准相当于在扁平上皮的基底层占有上皮层的 1/3 层，有带状的厚度，没有异型细胞增殖形成的层。据以上所

见来看，虽然有 IPCL 的异常增生，但也能够整理出相当于轻度异型形成的没有病理组织学表现的病例。

因此，使用 NBI 才能发现病变，使用反映这种病变的形态图像叙述的诊断名的话，变成了 "basaloid cell proliferation with microvascular irregularitie"。这个病变的 NBI 图像像**图 5a** 显示的那样，虽然绳状的 IPCL 呈均等分布，但没有看到有绿色调的厚度及黏膜上皮的变化。据以上的病理组织学的观察和讨论（**图 5b**）可看到本病变的内镜学特征。到现在为止，讨论的矢量方向是从内镜图像到病理组织图像，但关于本病的讨论矢量方向是逆向的从病理组织学到内镜图像。basaloid cell proliferation with microvascular irregularities 的内镜图像有特征性表现，与鳞状细

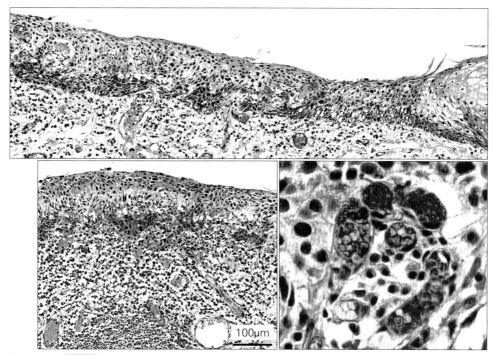

图3 咽喉部浅表型癌的病理组织图像（和**图1**是一个病例）

a	
b	c

a HE 染色，低倍放大图像。
b HE 染色，中倍放大图像。
c HE 染色，高倍放大图像。

表1 含有咽喉的浅表型扁平上皮病变的 IPCL 的形态变化的组织学所见

	正常	炎症	轻度异型形成	高度异型形成	上皮内癌	浸润癌
IPCL 向上延伸	（−）	中间层	表层	表层	表层	表层
扩张的 IPCL 分支	（−）	（−）至轻度	（＋）	（＋）	（＋）	（＋）：复杂
IPCL 直径的增大	（−）	（−）	轻度至高度	高度	高度	高度
增殖细胞*的分布	AB	（−）	LI 至 LH	S	S	D
基底细胞是否保持栅状排列	（＋）	（＋/−），浮肿性	（＋）	（＋）	（＋/−）	（−）
基底细胞肿大	（−）	（−）	（−）	（＋/−）	（＋）	（＋）
带棘细胞层的残存	（＋）	（＋）	（＋）	（−）	（−）	（−）
最表层细胞成熟像的残存	（＋）	（＋）	（＋）	（＋）	（−）	（−）
核排列	PP	PP	PP	PL	PL	PL
核密度	NI	NI	IM	IS	IS	IS
上皮下游离细胞巢的浸润	（−）	（−）	（−）	（−）	（−）	（＋）

＊：免疫组织化学对 MIB-1 阳性细胞的认识；AB:（旁）基底层的排列；LI：位于 IPCL 的周围；LH：位于上皮内下 1/3 层；S：在上皮内分散存在；D：上皮全层有很高的细胞密度；PP：保持极性；PL：极性消失；NI：高密度；IM：在 IPCL 周围轻度或在上皮内下 1/3 层中增高；IS：在上皮内全层中高密度

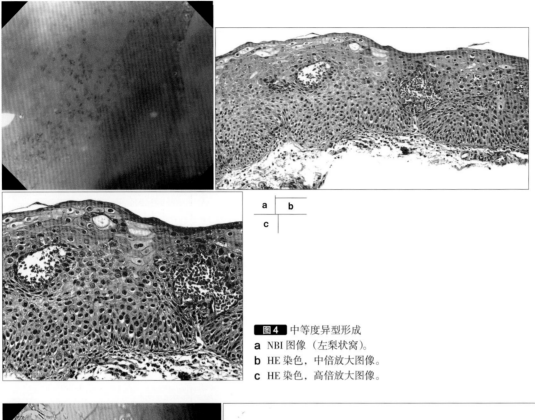

| a | b |
| c | |

图4 中等度异型形成
a NBI 图像（左梨状窝）。
b HE 染色，中倍放大图像。
c HE 染色，高倍放大图像。

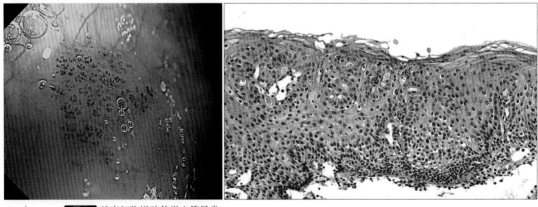

| a | b |

图5 基底细胞增殖伴微血管异常
a NBI 图像。
b HE 染色，中倍放大图像。

胞癌（squamous cell carcinoma）有明确的区别，对这个所见进行了整理并报道（**表2**）[7, 10]。列举能够排除扁平上皮癌的内镜表现，IPCL 中所见的黏膜具有血管间黏膜的通透性（intervascular transparency），在 IPCL 中有均一的形状（monotonous shape）及规则的分布（regular distribution）（**表2**）[7]。像这样的，对于 basaloid cell proliferation with microvascular irregularities（basal cell hyperplasia with IPCL atypia）［基底细胞增殖伴微血管异常（基底细胞增殖伴 IPCL 异型）］，据病理图像、病理

组织图像也应该能与扁平上皮癌进行区别。

实际上，根据 NBI、BLI 图像，能检出平坦的微小病变。**图 6**，显示了与内镜图像相同的部位的活检的病例组织图像。对于提取出的活检组织，有必要应用病理组织学进行正确判断。为决定治疗方针，病理诊断被委以重任。病理医生对微观方面进行了详细观察，有必要对所见的表现进行综合性诊断。

这样的病变是进行了 NBI 观察才能发现的病变。伴有 IPCL 的变化，据现在的病理组织学的诊断标准和现状把握的生物学特点与肿瘤性病变相比是比较难判断的。为了明确病变的本身形态，必须要观察长期的病变过程，实际上包含即使随访也没有变化或是活检后基本消失的病变。进入既往的诊断名的范畴困难的病变也有，目前，对于没有接受过剩治疗的，期望能慎重地进行病理组织学诊断。关于是否是扁平上皮癌的前驱病变，有必要进行多角度的分析。

咽喉部浅表型癌的合并症和自然经过

像印证癌变区域理论（field cancerization theory）那样，在头颈部及食管的扁平上皮区域可见反复的癌发生和多重癌。这个结果，作为每次发现反复的实施内镜下切除治疗的副作用，明确的是产生了咽喉部的狭窄症状和内镜切除后术后出血。在明确上皮内癌的情况下，诊断为原位癌（carcinoma in situ），不是的话，使用发育异常（dysplasia）这个诊断名，对于临床医生来说促进了观察临床经过。从作者所在医院的数据来看，20% 是多发性的咽喉浅表型癌。也就是说，对于同一患者的这个病变有可能频繁地进行内镜下切除，其结果，导致后来的咽喉狭窄，有产生新的并发症的危险。咽喉部浅表型癌的病理诊断学明确，经常被要求判断，有必要作为癌切除的或是应该观察随访经过。

一方面，存在合并多重癌，不进行浅表型癌的早期治疗会导致向进展期扁平上皮癌发展，迫切地需要进行外科扩大治疗，据作者们[11]

表 2 基底细胞增殖伴微血管异常（基底细胞增殖伴 IPCL 异型，BCP）与鳞状细胞癌（SCC）的内镜图像特征

	BCP (n = 26)	SCC (n = 37)	P 值
病变的边界			
鲜明	24（92%）	37（100%）	0.17
不鲜明	2（8%）	0（0%）	
血管间黏膜的通透性	（n=21）	（n=26）	
保持	15（71%）	3（12%）	< 0.001
轻度损失	6（29%）	3（12%）	
损失	0（0%）	20（77%）	
IPCL 所见			
扩张			
是	26（100%）	37（100%）	n.a.
否	0（0%）	0（0%）	
蛇形			
是	26（100%）	37（100%）	n.a.
否	0（0%）	0（0%）	
形状			
均一	25（96%）	1（3%）	< 0.001
稍微不均一	1（4%）	4（11%）	
不整齐	0（0%）	32（86%）	
分布			
规则	26（100%）	4（11%）	< 0.001
不规则	0（0%）	33（89%）	

n.a.：不可用

观察头颈部浅表型扁平上皮癌的自然经过的讨论结果能明确。应寻求解析关于向进展期癌移行的机制。

咽喉浅表型癌的现状和问题点

以下将对咽喉浅表型癌的现状和问题点进行解说。

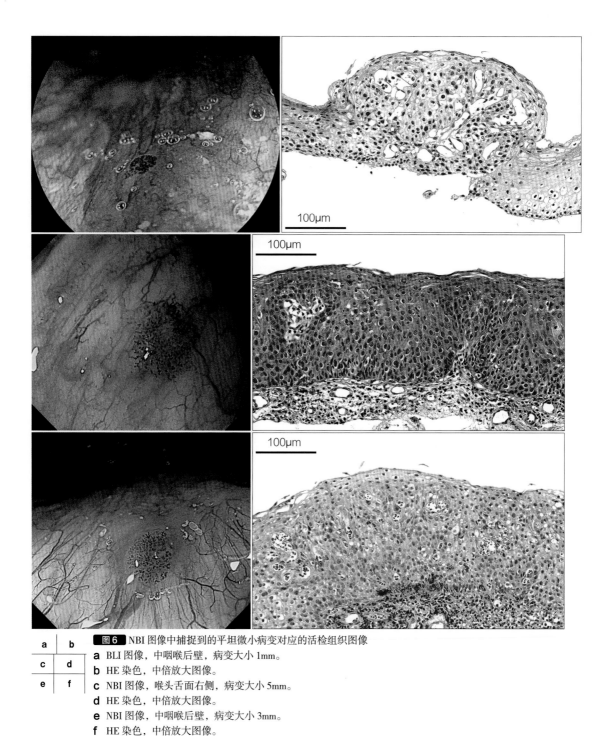

a	**b**
c	**d**
e	**f**

图6 NBI 图像中捕捉到的平坦微小病变对应的活检组织图像

a BLI 图像，中咽喉后壁，病变大小 1mm。

b HE 染色，中倍放大图像。

c NBI 图像，喉头舌面右侧，病变大小 5mm。

d HE 染色，中倍放大图像。

e NBI 图像，中咽喉后壁，病变大小 3mm。

f HE 染色，中倍放大图像。

1. 解剖学的差异

咽喉是属于上气道，不是食管所属的消化管的脏器。在组织学上，咽喉没有黏膜肌层，不能像食管，消化管的起始部像消化管一样有到固有肌层为止的详细的各层区分深度。在食管中，有上皮、黏膜固有层及黏膜肌层，称为黏膜，其下层到固有肌层为止称为黏膜下层。一方面，在头颈部脏器上皮相当于黏膜，在组织学相关书中明确指出其下层是黏膜下层[12]。只是，显示黏膜下层浸润的食管癌的临床病理学的实态，因为超过咽喉癌的上皮浸润和黏膜下层浸润是明确不同的，对于头颈部癌的处理原则，头颈部浅表型癌处理原则委员会，敢于使用上皮下层的称呼。称呼不是问题，因为给予了上皮下层浸润的术语的意义，在咽喉部，要求明确上皮下层浸润癌的临床病理学特征和导致颈部淋巴结转移的咽喉浅表型癌的特征。

2. 咽喉的上皮下层的组织学构造

上皮下层作为单一层范围比较广泛。即使期望像食管那样分各层，咽喉部不具备在这个分层的指标，咽喉部没有黏膜肌层这样的结构。还有，从上皮表层部到固有肌层的厚度，下咽部因部位不同而不同（**图7**）。也就是说，根据绝对值分层，事实上给予组织学名称是比较困难的。像这样各个事情对应的肿瘤的厚度（tumor thickness）作为新的组织学的因子在《头颈部癌的处理原则（第4版）》[13]中被采用，其中介绍了头颈部癌的处理方法和计量方法。现在，由头颈部癌处理原则委员会制定的头颈部浅表型癌处理原则也将要发表，特别是关于隆起型的肿瘤，仔细地全部切除，最深部不遗漏是非常重要的（**图8**）。

3. tumor thickness 的计量方法

头颈部脏器，因为没有黏膜肌层，不能像食管那样基于肿瘤细胞浸润的"层"来判断其深度。因此，用 tumor thickness 来表示，在光学显微镜下测量记载（**图9**）。tumor thickness 是定义为从肿瘤表层开始到最深部计量。根据场合不同，肿瘤最厚的地方和最深的部位有时会发生偏离，为了代替深度诊断，用包含肿瘤的最深部计量 tumor thickness。肉眼观是隆起型，外向型乳头状发育显著，深部采用压排式的发育形态，也有游离细胞巢形成不确定的病例。一方面，因为存在游离细胞巢形成显著的病例，注意对最深部的游离细胞巢进行计量。

在食管癌中，对每个基于深度的 PT 因子进行评价，深度水平不同，淋巴结转移的风险也不同，这就是追加淋巴结清除的依据。只是，基于咽喉的情况，浅表型癌的淋巴结转移的风险度不能用深度的概念来说明。这是由于解剖学、组织学上的不同导致的，因为在咽喉叫作黏膜肌层的构造物，不能将广泛的黏膜下层组织的构造物作为"层"进行分类。这种情况下，不能不依赖实际测量值，实际测量值的意义根据亚部位的不同可能不同。例如，下咽后壁到肌层的距离比较短，咽喉壁自身也比较薄，这是非常复杂的问题（**图7**）。

4. 游离细胞巢和浸润

作者们[8]把游离细胞巢（这里称为 solitary nest）定义为"与上皮内癌明确分离存在间质成分的上皮性肿瘤性细胞巢"。这个不是扁平上皮癌特有的上皮突出伸长形成下方发育的，所谓的上皮突起，指的是分离存在的扁平上皮癌细胞的细胞巢。在食管癌中，可根据上皮突起的伸长端有可能在某个位置判断深度，在咽喉部则不能判断同样的深度。在咽喉中，只有上皮突起的伸长到最深部的 tumor thickness 不能反映淋巴结转移。

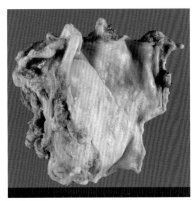

图7 咽后食管取出的标本，本病例的非肿瘤部的上皮和上皮下层的厚度：梨状隐窝（上皮 125～300μm，上皮下层 1425～1500μm），轮状后部（上皮 75～150μm，上皮下层 750～1250μm），后壁（上皮 75～125μm，上皮下层 475～1000μm）

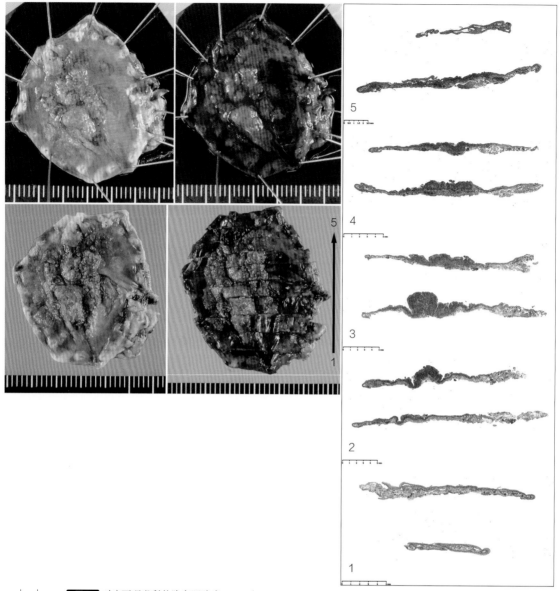

图8 对应下咽喉梨状隐窝凹陷癌 ELPS（endoscopic laryngopharyngeal surgery）的切除标本

a 固定前的肉眼图像。

b 固定前卢戈耳溶液染色，肉眼图像。

c 固定前的肉眼图像。

d 固定前卢戈耳溶液染色，肉眼图像。

e d 的 HE 染色，切面图像。

因此，有游离细胞巢浸润时，上皮内癌的最深的基底部和游离细胞巢的最下层位置的距离被定义为浸润距离，研究与 tumor thickness 关系，像**图 10** 显示那样，tumor thickness 反映了各个病

例的这个距离呈正相关关系。只是，在隆起型肿瘤中，不一定有那样正相关的关系也是事实。再加上，存在上皮显著肥厚的病例及上皮突起伸长的病例，关于到哪个位置是上皮内癌成分的基准

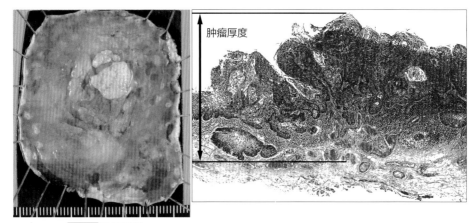

图9 肿瘤厚度

a b

　a 固定后的肉眼图像，下咽喉梨状隐窝凹陷癌。
　b HE 染色，放大图像。

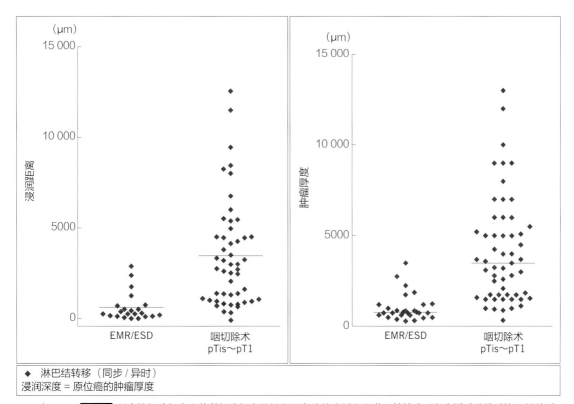

◆　淋巴结转移（同步 / 异时）
浸润深度 = 原位癌的肿瘤厚度

a b

　图10 咽内镜切除标本和外科切除标本的浸润距离及肿瘤厚度和淋巴结转移（包含同时及异时性）的关系，浸润距离与淋巴结转移的关系和肿瘤厚度与淋巴结转移的关系类似
　a 浸润距离与淋巴结转移的关系。
　b 肿瘤厚度与淋巴结转移的关系。
EMR：内镜黏膜下切除术；ESD：内镜黏膜下剥离术。

与病理医生的意见不一致，病例间或测定者之间的浸润距离也可能不一致。

从以上的背景来看，首先作为头颈部浅表型癌的实态能明确最初的方法，在2012年6月发表的《头颈部癌的处理原则（第5版）》[14]采用了tumor thickness。即使在今后发表的头颈部癌的治疗原则也采用tumor thickness。能证明诊断的再现性的tumor thickness作为制约因子是适合的，对这个"数值"与转移的事项之间的关系有必要进行阶段性的探讨。关于tumor thickness，后文将在头颈部浅表型癌的全国调查中从多医疗机构的病例的样本中抽取病例，探讨其与淋巴结转移之间的关系。

5. 浸润的评价和淋巴结转移

像之前叙述那样的，在头颈部区域没有黏膜肌层，据伴随扁平上皮癌的上皮凸起的伸长能否判断向下发育的"间质浸润"是比较难的。一直以来作者们[8]用上皮内能明确分离的作为间质存在的上皮肿瘤性细胞巢的solitary nest存在1个以上来定义浸润癌。

浸润的定义指癌细胞侵犯到脉管内，必须是以淋巴结转移风险为开始，同时有生物学变化的，在病理组织学诊断上认为必须再现。也就是说，不是成为导致定义诊断之间不一致的原因。明确了浸润的定义，对头颈部区域浅表型扁平上皮癌的病态的掌握，是不能避开的课题。

通过全日本的调查，大约有600例头颈部浅表型癌，只限于从病理组织学标本中获得的信息，进行数据整理，近期的统计解析也将结束。今后，那些庞大的解析结果，对头颈部浅表型癌的治疗方针有提示作用。在全日本的调查中，虽然采用中央诊断，作为孤巢浸润的定义的情况下，病理医生对浸润的判断的一致性非常高。再加上，转移来的浅表型癌的全病例的孤巢，如实地说明了浸润的病变是怎样的。

总结

头颈部浅表型扁平上皮癌的病理组织学图像教给我们很多的东西。在作者所在医院，食管癌的手术的病例中，在内镜下切除的病例也非常多，每天诊断的多是扁平上皮癌，可结合病变的实际情况进行诊断。关于组织图像和生物成像的实际情况的正确解释，考虑与真的扁平上皮病变的病理诊断学有关联。关于转移，即使在病理组织学上是危险因子，也可以预定通过全国调查将头颈部浅表型癌在近期发表。

参考文献

[1] 日本食管学会（编）. 临床·病理食管癌取扱い规约，第11版. 金原出版，2015

[2] 日本胃癌学会（编）. 胃癌取扱い规约，第14版. 金原出版，2010

[3] El-Naggar AK, Chan JK, Grandis JR, et al（eds）. WHO Classification of Head & Neck Tumours, 4th ed. WHO, 2017

[4] Slaughter DP, Southwick HW, Smejkal W. Field cancerization in oral stratified squamous epithelium；clinical implications of multicentric origin. Cancer 6：963-968, 1953

[5] Safatle-Ribeiro AV, Baba ER, Faraj SF, et al. Diagnostic accuracy of probe-based confocal laser endomicroscopy in Lugol-unstained esophageal superficial lesions of patients with head and neck cancer. Gastrointest Endosc 85：1195-1207, 2017

[6] Muto M, Takahashi M, Ohtsu A, et al. Risk of multiple squamous cell carcinomas both in the esophagus and the head and neck region. Carcinogenesis 26：1008-1012, 2005

[7] Yokoyama A, Tsutsumi E, Imazeki H, et al. Salivary acetaldehyde concentration according to alcoholic beverage consumed and aldehyde dehydrogenase-2 genotype. Alcohol Clin Exp Res 32：1607-1614, 2008

[8] Fujii S, Yamazaki M, Muto M, et al. Microvascular irregularities are associated with composition of squamous epithelial lesions and correlate with subepithelial invasion of superficial-type pharyngeal squamous cell carcinoma. Histopathology 56：510-522, 2010

[9] 藤井诚志. 中·下咽頭における表在性扁平上皮病変の理组织学的の诊断—外科病理诊断の手引き. がん诊疗图像レファレンスデータベース，国立がん研究センター http://cir.ncc.go.jp/pathology/01/pharyngeal_superficial_lesion.html

[10] Yagishita A, Fujii S, Yano T, et al. Endoscopic findings using narrow-band imaging to distinguish between basal cell hyperplasia and carcinoma of the pharynx. Cancer Sci 105：857-861,2014

[11] Nakamura H, Yano T, Fujii S, et al. Natural history of superficial head and neck squamous cell carcinoma under scheduled followup endoscopic observation with narrow band imaging：retrospective cohort study. BMC Cancer 16：743, 2016

[12] Mills SE（ed）. Histology for Pathologists, 4th ed. Lippincott Williams & Wilkins, Philadelphia, 2012

[13] 日本頭頸部癌学会〔編〕. 頭頸部癌取扱い規約, 第 4 版. 金原出版, 2005
[14] 日本頭頸部癌学会〔編〕. 頭頸部癌取扱い規約, 第 5 版. 金原出版, 2012

Summary

Pathology of Superficial Type Squamous Cell Carcinoma of the Pharynx

Satoshi Fujii[1], Akihito Watanabe[2],
Yoichi Yamamoto[3], Keisuke Hori,
Tomonori Yano, Ryuichi Hayashi[4]

The emergence of NBI (narrow band imaging) for visualizing IPCL (intra-papillary capillary loop) has enabled discovery of superficial type SCC (squamous cell carcinoma) of the pharynx and preservation of physiological functions such as voice and swallowing, the latter being an innovation in treatment for pharyngeal SCC. However, since the clinical courses of patients who have undergone reduction resection of pharyngeal SCCs have been published, several problems that need to be addressed regarding management of pharyngeal SCC have become apparent. One such problem concerns determination of the necessity for additional dissection of lymph nodes on the basis of pathological findings in resected pharyngeal SCC specimens. In pharyngeal cancer, the pathological T factor does not include the concept of depth of invasion because of absence of the muscularis mucosae ; thus, the wide subepithelial layer of pharynx cannot be subdivided into sublayers that could provide important information concerning risk of late lymph node metastasis, as is possible for the esophagus. Tumor thickness has been used as an alternative means of determining risk of lymph node metastasis from pharyngeal SCC ; however, several problems are yet to be resolved.

[1] Division of Pathology, Exploratory Oncology Research & Clinical Trial Center, National Cancer Center, Kashiwa, Japan
[2] Department of Otolaryngology Head and Neck Surgery, Keiyukai Sapporo Hospital, Sapporo
[3] Department of Gastroenterology, Endoscopy Division, National Cancer Center Hospital East, Kashiwa, Japan
[4] Department of Head and Neck Surgery, National Cancer Center Hospital East, Kashiwa, Japan

咽喉癌的内镜诊断
——经口内镜

坚田 亲利[1]

冈本 旅人[2]

一户 昌明[3]

坂本 泰理[4]

加纳 孝一[2]

古江 康明[1, 5]

宫本 俊辅[2]

和田 拓也[1]

矢野 贵史

石户 谦次

东 瑞智

山下 拓[2]

田边 聪[6]

小泉 和三郎[1]

概述●以经口手术切除的中·下咽喉浅表型癌的74处病变为对象，探讨临床病理学表现。淋巴结转移或是侵犯淋巴管的病变，Type B2 或 Type B3 血管（$P=0.017$），上皮下层浸润（$P=0.026$），游离细胞巢（$P=0.004$），静脉侵袭（$P < 0.001$）有统计学意义。上皮下层浸润可见肿瘤厚度（$P=0.007$）. 0–I（$P=0.008$）和 Type B2 或 Type B3 血管（$P=0.001$）。在肿瘤厚的地方可见白苔（$P=0.016$），隆起型（$P < 0.001$），混合型（$P=0.022$）。肿瘤的厚度顺序 0–Ip $>$ 0–Is $>$ 0–IIc $>$ 0–IIa $>$ 0–IIb（$P < 0.001$），Type B1 $<$ Type B2 $<$ Type B3 的顺序变化（$P < 0.001$）。

关键词　经口内镜　中·下咽喉浅表型癌　NBI　放大内镜　淋巴结转移

[1]北里大学医学部消化器内科学　〒252–0374 相模原市南区北里1丁目15–1
　　E–mail：ckatada@med.kitasato–u.ac.jp
[2]同　耳鼻咽喉科·頭頸部外科学
[3]同　病理学
[4]同　臨床研究センター
[5]国立がん研究センター東病院消化管内視鏡科
[6]北里大学医学部新世紀医療開発センター先端医療領域開発部門

介绍

头颈部癌大多是以自觉症状为契机发现的，发现胃进展期癌、侵袭度高的，则进行外科手术及化学放射治疗。今年，在日本，随着图像加强及放大内镜等消化内镜的革新技术的开发，能够在浅表型癌的阶段发现头颈癌[1, 2]。

到现在为止，不仅在日本，即使在欧美国家中头颈部浅表型癌的发现也是比较困难的。没有确立诊断体系及治疗方法，这是新的诊疗领域。本文叙述了使用经口内镜关于中·下咽喉浅表型癌的内镜诊断。

观察方法

1. 事前说明

事先向被检查者说明对中·下咽喉进行观察。此时，说明观察时需要被检查者发出声音，这是需要提前进行练习的。

2. 前期处理

在中·下咽喉有唾液等黏液附着，在喉头麻醉前喝下1杯水能除去黏液。对咽喉进行麻醉，使用利多卡因或是二氧化硅泵喷雾器。不能充分抑制呕吐反射的情况下，向舌根追加喷洒二氧化硅泵喷雾也是有效的。

3. 预用药

虽然镇静麻醉有可能减轻呕吐反射，但是不能进行发声及瓦氏位法等的指示，由于舌根下沉导致观察视野变得狭窄了，呕吐反射不强的被检查者不用镇静麻醉比较好。对呕吐反射强者使用镇静麻醉的时候，为了方便观察，应首先选用浅的镇静麻醉。

4. 在中·下咽喉部观察的时间

在中·下咽喉部观察的时候，喉头麻醉非常有效，在唾液残留比较少的时候插入镜头观察比较好。在检查开始的时候由于不安促进了呕吐反射，虽然在进行食管-胃-十二指肠观察后再观察中·下咽喉比较容易，但拔出镜头的时候因为喉头麻醉减弱了，再加上唾液也有残留，多数不能进行充分观察。

5. NBI 观察的时机

在中·下咽喉部观察时，观察浅表型癌最有临床意义。因此，考虑到浅表型癌的检出率方面 NBI 高于白光，在观察条件好的时候，首先使用 NBI 进行观察[3]。只用 NBI 观察而诊断困难的时候，应确认有无黑色素沉着，特别是在口腔处，有必要随时变换白光进行观察。

6. NBI 的设定

在中·下咽喉部观察的时候，关于 NBI 的设定没有一定的依据。作者等[1]考虑到最有临床意义的是诊断浅表型癌，着重观察作为浅表型癌特征性的区域性的棕色区域（brownish area）和异常血管时，NBI 应设定为强调构造的 B8 模式。

7. 观察范围的设定

在中·下咽喉部观察的时候，因为经口内镜有死角存在难以观察的部位。为了让舌根沿着接线方向而存在死角，还有，悬雍垂的里面不能反转操作时也是死角。再加上，下咽喉后壁和轮状后部靠近正中附近，由于发生，即使利用喉头向上也是有一部分是死角。

这样的情况下，使用经鼻内镜，悬雍垂的里面和舌根有可能观察到，由于闭口进行瓦氏位检查，喉头充分向上时能够观察下咽喉后壁和轮状后部的全体。还有，即使经口内镜，对下咽喉后壁和轮状后部进行全体观察时，使用瓦氏位上用的口垫对于瓦氏位检查也是有用的。应考虑到这些中·下咽喉观察的特征，设定观察范围。

8. 高危人群

在中·下咽喉部观察时为了设定时间及观察范围，最好确定被检查者是否是中·下咽喉部癌的高危人群。所说的高危人群，包括有饮酒史、吸烟史、少量饮酒后的面部潮红的反应、头颈部癌及既往有食管癌、食管黏膜的多发的碘不染区等人群[4, 5]。

9. 观察的顺序

被检查者是高危人群的时候，在装口垫前，最好对其口腔也进行观察。观察中·下咽喉部的时候，不要接触容易诱发呕吐反射和咳嗽的舌根部和喉头的黏膜，镜头的前端应沿着后侧壁插入。唾液等黏液多的时候，镜头前端应接近黏膜，使用送水按钮注入水，这些水可以与黏液一起通过吸引除去。

1) 口腔部的观察

术者使用手指牵拉被检查者口唇，有可能观察到其牙龈（图1）。在装口垫前，可能观察到硬口盖和面颊黏膜。还有，通过舌头上下左右的运动，也可能观察到舌边缘、舌腹及口腔底[6]。

2) 中咽喉的观察

对于中咽喉，首先进行上壁和侧壁的观察。上壁与舌接近，不能确保观察视野的情况下，让被检查者发出"e-"的声音，向上抬举悬雍垂能够确保观察视野。侧壁观察的时候，按照前上腭弓、上颚扁桃体、后上腭弓的顺序进行确认。观察的顺序为软腭→右扁桃体周围→悬雍垂周围→左扁桃体周围→后壁，按顺序顺畅地进行移动观察。

接着，移行内镜到前壁观察。在经口内镜的情况下，即使调整呼吸机，促使被检查者发声以确保前壁的观察视野也是比较困难的。从右喉头插入镜头的前端，轻轻地接触到喉头盖舌面，镜头的前端从后壁的方向轻轻压下，确保观察视野。接着，通过左喉头盖镜头进行顺畅的观察。

在经口内镜的情况下，有必要知道悬雍垂

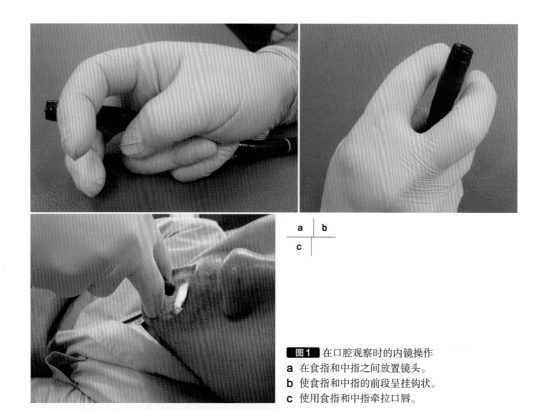

图1 在口腔观察时的内镜操作
a 在食指和中指之间放置镜头。
b 使食指和中指的前段呈挂钩状。
c 使用食指和中指牵拉口唇。

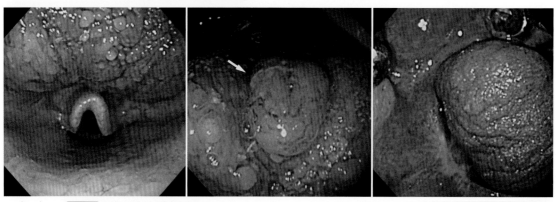

a | b | c　**图2** 经鼻内镜对舌根的观察
a 镜头前端超过悬雍垂的地方可用来观察舌根，不能识别病变。
b 在中咽喉通过反转镜头，能识别舌癌（黄色箭头）。
c 在口腔内看不到舌癌。

的里面和舌根是死角。在要观察这个区域的情况下，使用经鼻内镜观察。经鼻内镜在观察舌根的情况下，镜头前端要超过悬雍垂，被检查者嘴巴张开，舌头如指示的那样向前伸，在中咽喉部反转镜头的话，有可能看到舌根的正面像（**图2**）。

3）下咽喉的观察

通过前述的从左喉头盖能拔出的镜头不要接触喉头面向下咽喉壁进行观察。接着移动到梨状隐窝观察，观察时被检查者发出"e-"的声音，能够确保到尖端及食管入口处的观察视野。

在左侧卧位，难以确保像右侧梨状隐窝一样有左梨状隐窝的观察视野，从左侧梨状隐窝开始插入食管时也要考虑，先从右侧梨状隐窝开始观察的顺序是流畅的。观察的顺序，像右侧梨状隐窝，一旦尖端部插进去后，一边拔镜头，一边从右梨状隐窝的侧壁和喉头面观察，持续地进行后壁和轮状后部观察。进行前述的"e-"发声，使喉头上抬，容易观察到后壁和轮状后部。

在之后，进行左侧梨状隐窝凹陷的观察时，在左侧卧位，因为容易在左梨状隐窝容易潴留唾液，所以一边吸引黏液一边观察。黏液吸引困难的情况，使用像上述的送水功能处理。在左侧梨状隐窝也是同样，一旦尖端部插入后，一边拔出镜头，一边进行左侧梨状隐窝的侧壁和喉头面的观察，比较容易确保观察视野。

通常使用口垫的经口内镜的情况下，接近后壁和轮状后部的正中附近，即使利用喉头向上抬举，也是有一部分是死角。必须在对这部分进行观察的情况下，像上述那样使用经鼻内镜嘴巴闭上进行瓦氏位法，或是使用口垫进行瓦氏位法，可以充分地上抬喉头，此时能观察到后壁和轮状后壁的全体（**图3**）。

被检查者是中·下咽喉癌的高危人群的时候，最好也观察一下喉头。如对杓状会厌襞及喉头盖的喉头面没有观察意识，则容易遗漏病变，必须要注意。

10. 病变的观察

因为中·下咽喉部和食管是一样的覆盖着扁平上皮，在食管中，与内镜的诊断有很多是共通的。注意树枝状血管网的断裂和消失，区域性的色调变化或是低的、扁平的白色隆起，糜烂及白苔等情况，据此可能会发现浅表型癌。

在非放大的NBI的观察下，有无棕色区域，对癌和非癌的鉴别诊断是有用的。即使没有全周性的棕色区域（brownish area），要是浅表型癌的话，病变的哪个边缘都可视为其区域。有角化倾向的病变中，能够看到扁平的白色隆起。在棕色区域及扁平的白色隆起的病变中，使用NBI放大观察有异常血管的情况下，大约有90%的精

确度能诊断为癌[3]。在界限不明显的棕色区域，没有异常血管的情况，大多是炎症性变化。还有，即使呈现出扁平的白色隆起，表面呈现均一的乳头状结构也多是乳头瘤。

中·下咽喉部浅表型癌的临床病理学所见及深度的诊断

1. 方法

在2006年6月—2015年12月期间，以作者所在医院的病理组织学诊断为扁平上皮癌，经口进行手术切除的74例浅表型癌为对象。讨论的项目包括：①占据部位；②在临床病理学所见中有无淋巴结转移或是淋巴管侵袭；③内镜下有无上皮下层的浸润；④内镜下所见肿瘤的厚度。

内镜所见是1名消化内科医生和1名耳鼻喉科医生对病理组织学所见的盲选判断，病理组织学所见是1名病理医生对内镜表现进行盲选判断的。

2. 结果

1）占据部位 **（表1）**

占据部位包括：中咽喉16例（21.6%）〔后壁8例（10.8%），上壁5例（6.8%），侧壁2例（2.7%），前壁1例（1.4%）〕，下咽喉58例（78.4%）〔梨状隐窝40例（54.1%），后壁11例（14.9%），轮状后部7例（9.5%）〕。

2）有无淋巴结转移或是淋巴管侵袭的临床病理学所见 **（表2）**

临床的肿瘤直径为 16.2 ± 6.7 mm，中间值是15（范围 5～40）mm。在白光下的非放大的表现为：角化15例（20.3%），白苔28例（37.8%），糜烂3例（4.1%）。肉眼观分型为 0-Is：0-Ip：0-IIa：0-IIb：0-IIc=8（10.8%）：2（2.7%）：52（70.3%）：10（13.5%）：2（2.7%），隆起型：平坦型=10（13.5%）：64（86.5%），单一型：混合型=69（93.2%）：5（6.8%）。内窥镜的血管表现：Type B1：Type B2 或 Type B3=40（54.1%）：34（45.9%）。病理组织学所见上，上皮下层浸润的48例（64.9%），游离细胞巢的41

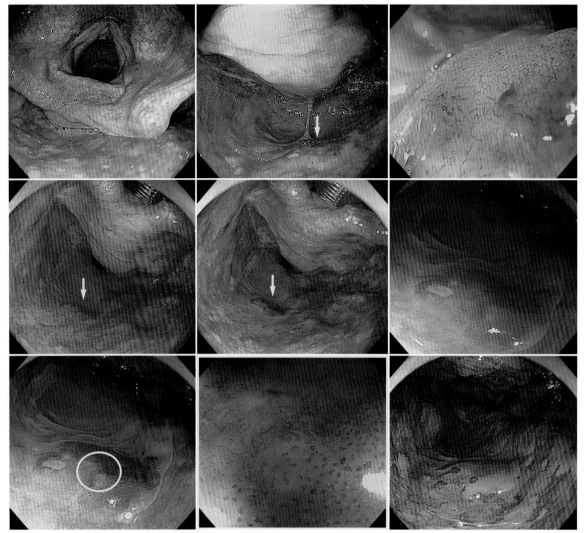

a	b	c
d	e	f
g	h	i

图3 瓦氏位法观察下咽喉

a 在常规的观察方法下不能识别浅表型癌。

b 瓦氏位法观察到病变（黄色箭头处）。

c 放大观察，看到异常血管。

d 全身麻醉下，使用弯曲型喉镜使喉头上抬。在白光下观察也能识别发红的病变（黄色箭头处）。

e 在 NBI 的观察下看到 brownish area（黄色箭头处）。

f 白光近距离观察。

g NBI 近距离观察

h g 的黄色圆圈的放大图像，NBI 放大观察。

i 碘染色的内镜图像。

例（55.4%），静脉侵袭的 8 例（10.8%）。肿瘤的厚度是 $1325 \pm 1975\mu m$，中间值是 583（范围 118~11 000）μm。

在淋巴结转移或是认为有淋巴管侵袭的人群里，Type B2 或 Type B3（$P=0.017$），上皮下层浸润（$P=0.026$），游离细胞巢（$P=0.004$），静脉浸润（$P < 0.001$）是有统计学差异的。肿瘤的厚度也有统计学差异（$P=0.007$）。

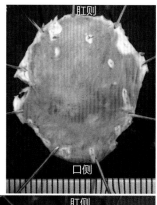

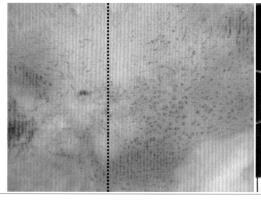

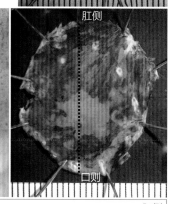

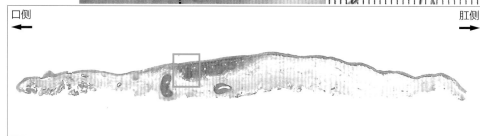

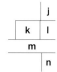

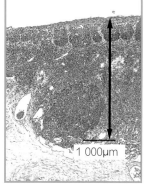

图3（续）

j 切除的新鲜标本，虚线表示的是切出的线。

k 在实体显微镜下可以观察到异常的血管。

l 肿瘤的大小是 8mm×7mm。

m 放大图像。

n m 的蓝框处的放大图像。上皮下层浸润癌，肿瘤的厚度是 1000μm，没有脉管侵袭。

3) 有无上皮下层浸润的内镜下的表现 **(表3)**

与淋巴结的转移及淋巴管浸润相比，有无上皮下层浸润是通过内镜下所见进行探讨的。临床肿瘤直径（P=0.35），角化（P=0.069），白苔（P=0.079），糜烂（P=1.00），隆起型/平坦型（P=0.088），单一型/混合型（P=0.41）和

表1 占据部位 （n=74）

中咽喉	16 (21.6%)
后壁	8 (10.8%)
上壁	5 (6.8%)
侧壁	2 (2.7%)
前壁	1 (1.4%)
下咽喉	58 (78.4%)
梨状隐窝	40 (54.1%)
后壁	11 (14.9%)
轮状后部	7 (9.5%)

上皮下层浸润没有统计学差异。一方面，上皮下层浸润多倾向于0-I（P=0.008）。内镜的血管所见，Type B2 或 Type B3 和上皮下层浸润有统计学差异（P=0.001）。

4）内镜下所见肿瘤的厚度 **（表4）**

为了探讨肿瘤的厚度和淋巴结转移或是淋巴管侵袭之间的关联，对内镜下肿瘤的厚度进行探讨。在白光非放大情况下，白苔和肿瘤厚度有统计学意义（P=0.016）。肉眼观肿瘤厚度有

表2 有无淋巴结转移及淋巴管浸润的临床病理学表现

	合计 (n = 74)	淋巴结转移及淋巴管浸润		P 值
		有 (n = 13)	无 (n = 61)	
临床肿瘤直径平均值 ±SD	16.2 ± 6.7mm	19.1 ± 7.5mm	15.6 ± 6.4mm	0.091
临床肿瘤直径中间值（范围）	15 (5 ~ 40)mm	20 (8 ~ 40)mm	15 (5 ~ 40)mm	0.1
白光非放大所见				
角化	15 (20.3%)	4 (30.8%)	11 (18.0%)	0.45
白苔	28 (37.8%)	6 (46.2%)	22 (36.1%)	0.54
糜烂	3 (4.1%)	1 (7.7%)	2 (3.3%)	0.45
主要肉眼观 *				0.016
0-Is	8 (10.8%)	3 (23.1%)	5 (8.2%)	
0-Ip	2 (2.7%)	0 (0%)	2 (3.3%)	
0-IIa	52 (70.3%)	8 (61.5%)	44 (72.1%)	
0-IIb	10 (13.5%)	0 (0%)	10 (16.4%)	
0-IIc	2 (2.7%)	2 (0.15%)	0 (0%)	
主要的肉眼观形态（隆起型/平坦型）				0.37
平坦型	64 (86.5%)	10 (76.9%)	54 (88.5%)	
隆起型	10 (13.5%)	3 (23.1%)	7 (11.5%)	
肉眼观的多样性（单一型/混合型）				1.00
单一型	69 (95.2%)	12 (92.3%)	57 (93.4%)	
混合型	5 (6.8%)	1 (7.7%)	4 (6.6%)	
放大内镜分类 *				
Type B 血管（B1/B2 或 B3）				0.017
B1	40 (54.1%)	3 (23.1%)	37 (60.7%)	
B2 或 B3	34 (45.9%)	10 (76.9%)	24 (39.3%)	
病理组织学所见				
上皮下层浸润	48 (64.9%)	12 (92.3%)	36 (59.0%)	0.026
游离细胞巢	41 (55.4%)	12 (92.3%)	29 (47.5%)	0.004
静脉侵袭	8 (10.8%)	6 (46.2%)	2 (3.3%)	< 0.001
肿瘤厚度的平均值 ±SD	1325 ± 1975μm	2643 ± 2631μm	1044 ± 1704μm	0.007
肿瘤厚度的中间值（范围）	583 (118 ~ 11 000)μm	1510 (296 ~ 8000)μm	500 (118 ~ 11 000)μm	0.002

*：头颈部癌指南，第5版；**：日本食管学会放大内镜分类

表3 根据有无上皮下层浸润的内镜下表现

	上皮下层浸润		P 值
	有 (n = 48)	无 (n = 26)	
临床的肿瘤直径			0.35
平均值 ± SD	16.8 ± 6.2mm	15.2 ± 7.5mm	
白光非放大所见			
角化	13 (27.1%)	2 (7.7%)	0.069
白苔	22 (45.8%)	6 (23.1%)	0.079
糜烂	2 (4.2%)	1 (3.8%)	1.00
主要的肉眼观 *			0.008
0-Is	7 (14.6%)	1 (3.8%)	
0-Ip	2 (4.2%)	0 (0%)	
0-IIa	35 (72.9%)	17 (65.4%)	
0-IIb	2 (4.2%)	8 (30.8%)	
0-IIc	2 (4.2%)	0 (0%)	
主要的肉眼观形态 (隆起型 / 平坦型)			0.088
平坦型	39 (81.3%)	25 (96.2%)	
隆起型	9 (18.8%)	1 (3.8%)	
肉眼观的多样性 (单一型 / 混合型)			0.41
单一型	44 (91.7%)	25 (96.2%)	
混合型	4 (8.3%)	1 (3.8%)	
放大内镜分类 ** Type B 血管 (B1/B2 或 B3)			0.001
B1	19 (39.6%)	21 (80.8%)	
B2 或 B3	29 (60.4%)	5 (19.2%)	

*：头颈部癌指南，第 5 版；**：日本食管学会放大内镜分类

表4 内镜所见别的肿瘤的厚度

	肿瘤厚度平均值 ±SD (μm)	P 值
临床的肿瘤直径		0.067
≤ 2cm	1212 ± 1813	
> 2cm	2884 ± 3471	
白光非放大所见		
角化（有：没有）	1262 ± 1063：1340 ± 2153	0.89
白苔（有：没有）	2230 ± 2858：773 ± 779	0.016
糜烂（有：没有）	3120 ± 4240：1249 ± 1847	0.11
主要的肉眼观 *		< 0.001
0-Is	3686 ± 3005	
0-Ip	8000 ± 3536	
0-IIa	846 ± 778	
0-IIb	325 ± 220	
0-IIc	2148 ± 2619	
主要的肉眼观形态		< 0.001
平坦型	805 ± 837	
隆起型	4648 ± 3540	
肉眼观的多样性		0.022
单一型	1184 ± 1816	
混合型	3261 ± 3181	
放大内镜分类 ** Type B 血管		< 0.001
B1	578 ± 526	
B2	1298 ± 1276	
B3	5142 ± 3671	

*：头颈部癌指南，第 5 版；**：日本食管学会放大内镜分类

0-Ip > 0-Is > 0-IIc > 0-IIa > 0-IIb 顺序的倾向（P < 0.001），隆起型（P < 0.001）与混合型（P＝0.022）有统计学意义。内镜下血管所见的肿瘤厚度，有 Type B1 < Type B2 < Type B3 顺序的倾向（P < 0.001）。

讨论

关于中·下咽喉浅表型癌的淋巴结转移，有与脉管侵犯及肿瘤的厚度相关联的报道[7、8]。这

次，在讨论关于淋巴结转移或是淋巴管侵袭相关因子的时候，明确知道上皮下层浸润及与肿瘤的厚度有相关性。在上皮下层浸润相关的内镜所见，包含 0-I 及 Type B2 或是 Type B3 的血管。关于肿瘤厚度的内镜下表现，有白苔型、隆起型和混合型。肿瘤的厚度有 0-Ip > 0-Is > 0-IIc > 0-IIa > 0-IIb 的倾向。

在 UICC TNM 分类中，中·下咽喉癌的 T 因子是由肿瘤的大小决定的，在本次讨论中，显示

了浅表型癌浸润的深度及肿瘤的厚度对其预后可能有影响。还有，在确认了食管浅表型癌的肉眼观及内镜下血管的表现对浸润深度的诊断，也有可能用在中·下咽喉癌的深度诊断上。

总结

现在，在关于头颈部浅表型癌全日本登记的调查（UMIN 000008276）中，对于经口手术的 599 例的临床病理表现，对其有害事项及治疗效果正在解析中。还有，2017 年也开始了对头颈部浅表型癌经口手术的第Ⅱ/Ⅲ相试验（TOS-J trial，UMIN 0000026682）。

今后，像上述的大规模调查及多中心进行前瞻性研究会切实施行，以明确头颈部浅表型癌治疗后的淋巴结转移及预后相关的临床病理学表现，作者认为有必要确立结合个别化医疗的头颈部区域新的内镜诊断学。

参考文献

[1] Muto M, Nakane M, Katada C, et al. Squamous cell carcinoma in situ at oropharyngeal and hypopharyngeal mucosal sites. Cancer 101：1375-1381, 2004

[2] Katada C, Tanabe S, Koizumi W, et al. Narrow band imaging for detecting superficial squamous cell carcinoma of the head and neck in patients with esophageal squamous cell carcinoma. Endoscopy 42：185-190, 2010

[3] Muto M, Minashi K, Yano T, et al. Early detection of superficial squamous cell carcinoma in the head and neck region and esophagus by narrow band imaging：a multicenter randomized controlled trial. J Clin Oncol 28：1566-1572, 2010

[4] Katada C, Muto M, Nakayama M, et al. Risk of superficial squamous cell carcinoma developing in the head and neck region in patients with esophageal squamous cell carcinoma. Laryngoscope 122：1291-1296, 2012

[5] Katada C, Yokoyama T, Yano T, et al. Drinking alcohol, multiple dysplastic lesions and the risk of field cancerization of squamous cell carcinoma in the esophagus and head and neck region. Gastroenterology 151：860-869, 2016

[6] Katada C, Nakayama M, Tanabe S, et al. Narrow band imaging for detecting superficial oral squamous cell carcinoma：A report of two cases. Laryngoscope 117：1596-1599, 2007

[7] Fujii S, Yamazaki M, Muto M, et al. Microvascular irregularities are associated with composition of squamous epithelial lesions and correlate with subepithelial invasion of superficial-type pharyngeal squamous cell carcinoma. Histopathology 56：510-522, 2010

[8] Taniguchi M, Watanabe A, Tsujie H, et al. Predictors of cervical lymph node involvement in patients with pharyngeal carcinoma undergoing endoscopic mucosal resection. Auris Nasus Larynx 38：710-717, 2011

Summary

Endoscopic Diagnosis of Superficial Pharyngeal Cancer

Chikatoshi Katada[1], Tabito Okamoto[2], Masaaki Ichinoe[3], Yasutoshi Sakamoto[4], Koichi Kano[2], Yasuaki Furue[1, 5], Shunsuke Miyamoto[2], Takuya Wada[1], Takafumi Yano, Kenji Ishido, Mizutomo Azuma, Taku Yamashita[2], Satoshi Tanabe[6], Wasaburo Koizumi[1]

Many cases of head and neck cancers are detected on the basis of symptoms ; however, these cases are already at an advanced stage at the time of diagnosis. Such cancers are treated using invasive surgery and chemoradiotherapy. Innovative technological developments have recently been made in gastrointestinal endoscopy in Japan, such as image-enhanced and magnifying endoscopy, allowing better detection of superficial head and neck cancers. Because superficial head and neck cancers could not be previously detected, diagnostic and treatment strategies have not yet been established and have become a new field of diagnosis and therapy. In this paper, we describe the endoscopic diagnosis of superficial pharyngeal cancer.

[1] Department of Gastroenterology, Kitasato University School of Medicine, Sagamihara, Japan

[2] Department of Otolaryngology-Head and Neck Surgery, Kitasato University School of Medicine, Sagamihara, Japan

[3] Department of Pathology, Kitasato University School of Medicine, Sagamihara, Japan

[4] Kitasato Clinical Research Center, Kitasato University School of Medicine, Sagamihara, Japan

[5] Department of Endoscopy, National Cancer Center Hospital East, Kashiwa, Japan

[6] Department of Research and Development Center for New Medical Frontiers, Kitasato University School of Medicine, Sagamihara, Japan

咽喉癌的内镜诊断

——经鼻内镜

川田 研郎[1]

冈田 卓也

中岛 康晃

山口 和哉

川村 雄大

奥田 将史

久米 雄一郎

了德寺 大郎

星野 明弘

东海林 裕

冈田 隆平[2]

清川 佑介

有泉 阳介

朝荫 孝宏

伊藤 崇[3]

河野 辰幸[4]

概述●经鼻内镜，近些年在图像画质上不断进步，也有备有 NBI 及 BLI、LCI 图像加强内镜的，还有灵活使用中咽喉部倒镜及瓦氏法等的，到现在为止，被称为经口胃镜的死角的舌根和下咽喉后壁、轮状后壁等的观察也变得容易了。作者所在科室从 1996 年就开始进行咽喉的浅表型癌的内镜下治疗，到现在为止经口内镜下发现头颈部浅表型癌 77 例 97 处病变，从 2008 年开始经鼻内镜下发现 164 例 227 处病变，呈倍数增加。区域性的发红，正常血管网的消失，覆盖有微细的小白苔，点状或是圆状的异常血管有助于发现病变，在诊断浸润深度方面充分地伸展咽喉部黏膜，观察有无 0-I 型的隆起成分比较好。

关键词　头颈部　浅表型癌　瓦氏位法　中咽喉倒镜　经鼻内镜　图像加强内镜

[1] 東京医科歯科大学消化管外科　〒 113-8510 東京都文京区湯島 1 丁目 5-45
　　E-mail：kawada.srg1@tmd.ac.jp
[2] 同　頭頸部外科
[3] 同　人体病理学
[4] 草加市立病院外科

介绍

食管癌和头颈部癌同时性、异时性容易重复，在 1953 年，Slaughter 等[1] 提倡区域性癌变（Field cancerization）的概念，即使在现在也是同样的。在 20 世纪 90 年代前半段，在作者所在科室的食管癌术后，据失去的后发头颈部癌的患者的治疗经验，将食管癌术后精查及术后定期复查内镜能够更好地用于观察头颈部区域并引入常规例行检查，永井等[2] 在 1996 年 8 月开始了下咽喉浅表癌的内镜下治疗。自 2000 年以来，由于导入了 NBI（narrow band imaging）[3]，检查室不使用碘染色在咽喉区域就能够容易地观察到头颈部浅表型癌[4]，进一步合用放大内镜的话，即使微小病变也可能诊断。

在治疗方面，佐藤式弯曲式喉镜在咽喉部能充分地展开，开发了在全身麻醉下能进行的内镜治疗[5]。现在这样的经口切除，替代了以往一直以来的放疗、外切开的手术，成为低侵袭性治疗法的顶梁柱。

在作者所在科室，不论进行经口内镜定期检查，发现经口内镜的死角并屡次发现进展期癌，还是在 2009 年 10 月以后引入瓦氏位法和经鼻内镜反复重叠观察，在本文中，关于经鼻内镜

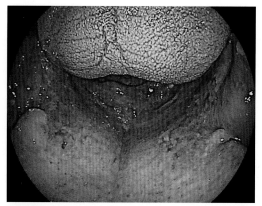

图1 软腭的黑色素

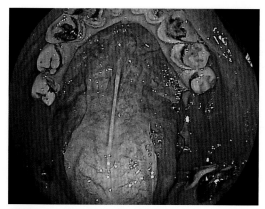

图2 舌头卷起来后观察口腔底部

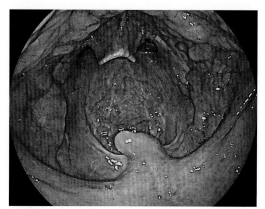

图3 经口内镜观察中咽喉

对咽喉浅表型癌的诊断方法都将被介绍。

经鼻内镜对口腔、咽喉的观察法

　　Yokoyama 等[7] 提倡，对食管癌高风险病例进行特别问诊时，在内镜检查的问卷上，加上"饮酒后马上变红"的语句，在听取饮酒、吸烟史的基础上，进行临床检查。做经鼻内镜时没有经验观察法的时候，转述口腔、咽喉部观察的重要性，"深深地吸一口气，再一口气吐出来，使脸颊持续鼓起来，然后发出信号"，让实际被检查者进行练习，最好事先进行练习。口垫对观察有影响，不使用。

　　在患者张大口时，一次性观察其口腔内的全体，首先观察硬腭、软腭，确认软腭有没有黑色素形成（**图1**）。Yokoyama 等[8] 报告了软腭出现黑色素症者的食管癌风险增加了 4 倍，咽喉癌风险增加了 6.6 倍。在口腔内观察的时候，对认为是咽喉癌·食管癌高风险患者要进一步检查。告诉患者"把舌头向上卷起来"，观察舌腹至口腔底部（**图2**）。接着，舌头左右晃动，观察舌头左右边缘、颊黏膜、齿床肉。告诉患者"请把舌头向前伸出来"，沿着舌头插入内镜，发出"e-"的声音后能够看到中咽喉（**图3**）。要带着中咽喉癌按照侧壁、前壁、上壁、后壁的顺序发病率由高到低顺序[9] 的想法去观察。只经鼻观察，看不到上壁（悬雍垂和软腭），所以在从鼻插入内镜之前，必须经口观察。

　　从鼻插入内镜，观察上咽喉后，越过悬雍垂边缘等待，发出"嘴巴张开，舌头向前方突出"的指示，让患者发出"e-"音后迅速将内镜前端 210° 旋转（中咽喉倒镜法[10]），能够看到舌根的正面（**图4**）。这个时候呈 V 字排列的轮廓乳头，是口腔和中咽喉的界限。像这样，后方的舌头的 1/3 是舌咽神经支配的舌根，形成中咽喉的前壁。接着左右摆动镜头，能够观察左、右扁桃体（中咽喉侧壁）。还有，缓慢放镜，继续进内镜，到达咽喉凹陷处（中咽喉前壁），接着在喉咙盖儿的舌面一边左右摆动镜头一边观察。在中咽喉后壁，虽然经口途径可以正面观察，但为了使经鼻途径为接线方向，从上向下这样观察比较好。在下咽喉进内镜，一边让声带发出"u-"音，确认声门裂的运动有没有差异。在右

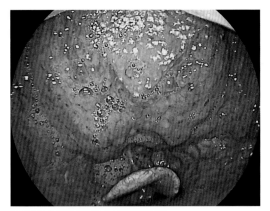

图 4 中咽喉倒镜法正面观察舌根

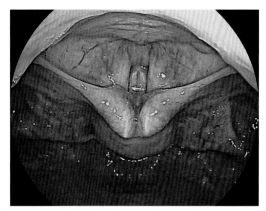

图 5 咽喉充分展开后观察喉头到下咽喉

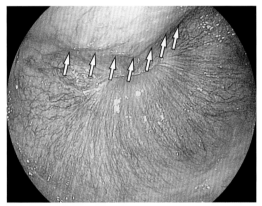

图 6 食管与下咽喉的界限（箭头处）

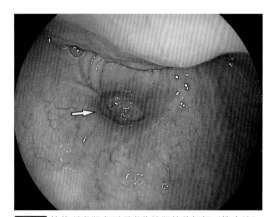

图 7 轮状咽喉肌和下咽喉收缩肌的移行部（箭头处）

侧梨状隐窝也是同样让患者发声并观察，要是左侧梨状隐窝有唾液潴留的话，先吸引，然后一边让其发声一边同样进行观察。

在咽喉部进行充分展开（**图 5**）的时候，使用经口内镜"憋一口气"时能有效地使其展开[11]，使用经鼻内镜时"让面颊大大地鼓起来"更加有效。在耳鼻喉科，通常以前就知道在对面坐位上灵活使用瓦氏位法可以进行观察，作者们[6]在患者左侧卧位时，在经鼻内镜检查中也使用，有报告称其有用。做深鞠躬的样子可向前推出下颚，像"闻味道的姿势"[11]。进一步这样检查，检查者的右手托着患者下颚向前方牵拉，即使只是这样，咽喉有时候也能展开。这是对高龄患者特别有效的手法，可以试试。最后，术前对患者介绍瓦氏位法的动作。十几秒期间，让患者把嘴巴闭

起来，使其前牙齿的里面顶着舌头的前端让脸颊大大地鼓起来，容易充分展开咽喉。在耳鼻喉科，患者坐在对面的位置做深鞠躬的样子扭头行改良Killian 法[12]，在左侧卧位时这个方法也有效，在"像闻味道的姿势"时不能看到的视野的情况下，下颚和胸部像深鞠躬的样子可把颈部扭转，进一步让两颊鼓起来比较好。

充分地展开喉头，从经鼻内镜的正中开始，从食管入口进入，在前侧壁轮状软骨的下端有横向的皱襞（**图 6**），这个高度大概是下咽喉与食管的界限。还有，在后侧壁下咽喉收缩肌向轮状咽喉肌走行的移行部分，这部分比周围的组织脆弱，被称为 Killian 三角，是产生 Zenker 憩室的部分（**图 7**）。内镜胡乱插入的话，在这个部位有穿孔的可能。经鼻内镜能充分展开视野，一边

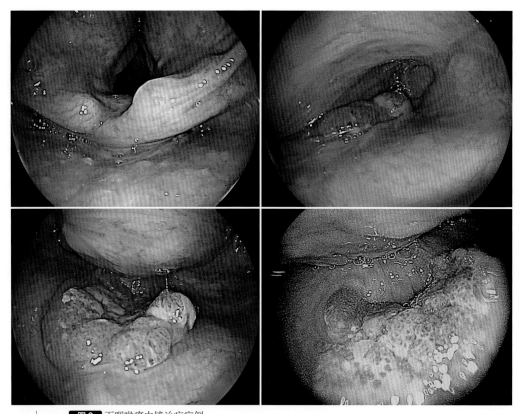

<table>
<tr><td>a</td><td>b</td></tr>
<tr><td>c</td><td>d</td></tr>
</table>

图 8 下咽喉癌内镜治疗病例

a 下咽喉内镜治疗后（平常时）。

b 右侧梨状隐窝有个 0-Ⅱa 型隆起。

c 充分展开喉头在下咽喉后壁有 2 型病变。

d 在 BLI 图像中容易看到表面的异常血管，向食管入口部附近进展。

观察食管入口内镜能向颈部食管插入，是有可能安全地插入内镜的。

下咽喉癌的术前诊断时充分地展开咽喉是不可或缺的。**图 8** 是下咽喉癌内镜治疗后的病例，平时发现这个病变是比较困难的（**图 8a**）。使用"像闻味道的姿势"让患者发声，右梨状隐窝有瘢痕，对侧有隆起性病变（**图 8b**）。只是，进行充分展开咽喉观察时，发现后壁中心有个 2 型溃疡性病变（**图 8c**）。进一步检查，内镜从食管入口部正中进入，应用合用图像增强内镜容易诊断其范围（**图 8d**）。在术前诊断中，由于展开咽喉部，像本病例这样，是对下咽喉部向颈部食管浸润到怎样的程度，还是颈部食管癌向下咽喉侧浸润到怎样的程度进行判断。不只是对下咽喉浸润存在、范围诊断，同时还包括对多发病

变的评价[13]，应用于下咽喉和食管及咽喉食管连接部癌的诊断[14]，以及对颈部食管癌在喉头的保守性手术时有可能进行术前评价[15]等各种情况。

经鼻内镜对咽喉浅表型癌的诊断

在《头颈部癌诊断指南（第 5 版）》[16]中关于头颈部浅表型癌的定义，即"癌细胞的浸润只到上皮下层，不管有没有淋巴结转移"，已开始有明确的记载了。咽喉部浅表型癌的内镜下的病变类型按照食管癌的诊断指南标准，大体分为 0-Ⅰ 型（0-Ⅰp，0-Ⅰs）、0-Ⅱ 型（0-Ⅱa，0-Ⅱb，0-Ⅱc）、0-Ⅲ 型。咽喉癌的内镜下特征列举出来有区域性的发红、色调的变化、正常血管网的消失、黏膜粗糙及微细样隆起及凹陷等[17]。初期

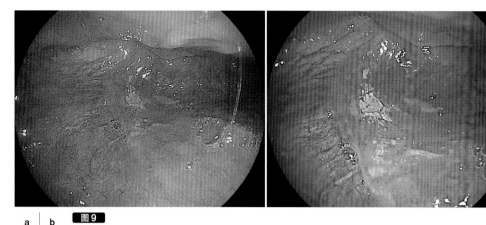

a | b **图9**
a 下咽喉癌（食管入口附近的后壁）的 LCI 图像。
b WLI 图像中看到血管丧失、淡淡的发红，附着有微细的小白苔

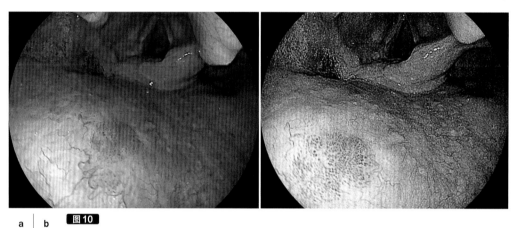

a | b **图10**
a 中咽喉后壁有区域性的淡的发红区（WLI 图像中）。
b BLI–brt 模式下识别了点状的异常血管。

的图像类似拥有相同扁平上皮的食管癌，使用 NBI 等图像增强内镜强调的地方出现 brownish area。还有近距离观察时发现在内部有点状的异常血管。Muto 等[4] 提倡在使用图像增强内镜时有 brownish area 的区域性异常是咽喉浅表型癌的特征。

经鼻内镜在近些年急速地提高了图像画质和手术操作性，2014 年使用激光光源的 BLI（blue laser imaging）[18]，以及，同样使用激光的新的图像强调法的 LCI（linked color imaging）可能已应用起来。LCI 是强调"红的部分更加红，白的部分更加白"的第二代的图像加强内镜，在临床上应用于判断有无感染胃的 H. pylori（Helicobacter

pylori）（幽门螺旋杆菌）[19]，并发现癌[20]。作为其特征，从远景能得到明确的图像（**图9a**），因为色调与白光观察时没有太大的变化（**图9b**），在咽喉区域常常被认为是黑色素的与癌能更容易地区别。

图10a 显示了中咽喉后壁出现区域性的发红的 IIb 型病变。备有两个适合中远景 BLI 和适合近距离观察的 BLI brt 模式。"周围没有正常的血管，有区域性的 brownish area，进一步近距离观察可见点状异常血管增生"（**图10b**），有可能更容易发现遗漏的早期癌。

在下咽喉，有 3 个亚分类：①梨状隐窝；②轮状后部；③后壁。在头颈部癌学会的头颈

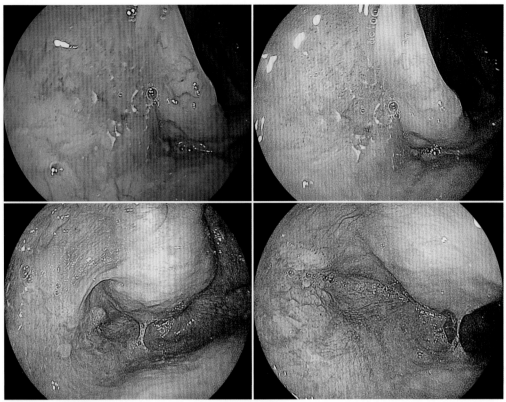

图 11

|a|b|
|c|d|

a 下咽喉的左侧梨状隐窝有淡淡的发红，黏膜粗糙。
b BLI 图像中容易发现点状的异常血管。
c 在喉头部充分展开的状态下，对判断范围有帮助。
d 能够观察到病变肛侧界限性的隆起部分。

部癌全日本登录系统中[9]，癌的好发部位梨状隐窝占七成，接着是后壁、轮状后部。**图 11** 中发现了在下咽喉部左侧梨状隐窝的不规则的黏膜发红，有白色附着物（**图 11a**），近距离加强图像观察时发现点状异常血管的增生（**图11b**）的病变。在平时虽然病变肛侧扩张不明显，充分地展开咽喉部的话，将轮状后部正面向上，能够容易诊断病变由后壁向肛门侧进展（**图 11c**）。至少在肛门侧，有呈现圆球状·乳头状隆起成分的病变（**图 11d**）。因为咽喉部没有黏膜肌层，多是伴随癌的浸润呈现的隆起。肿瘤的厚度超过1mm，增加了转移的风险[21, 22]。咽喉癌中有必要注意 0-I 型的上皮下浸润癌。在 **图 12a** 显示下咽喉部左侧梨状隐窝处有白色的扁平隆起。充

分地展开能观察到全貌，喉头面有一定的厚度（**图 12b**）。进一步，近距离观察，发现黏膜肥厚部有异常的血管（**图 12c**）。进行内镜下切除，病理组织学上肿瘤的厚度是 1950μm，脉管侵犯阳性（**图 12d**）。本病例，虽然之后出现了淋巴转移，但通过颈部清扫控制了。关于下咽喉癌浸润深度的诊断，进行充分的咽喉部展开，使喉头黏膜处于伸展的状态，对隆起部厚度的测量有用处。

在中咽喉癌的好发部位舌根观察中使用中咽喉倒镜法[10]是有用的。**图 13** 的病例中，在左前腭弓贴着舌面的近端有角化的黏膜（**图 13a**），经口途径的界限方向进行充分观察是比较困难的。应用中咽喉倒镜法能观察到左前腭弓的正面，可正视到白色颗粒状黏膜（**图 13b**）。在半

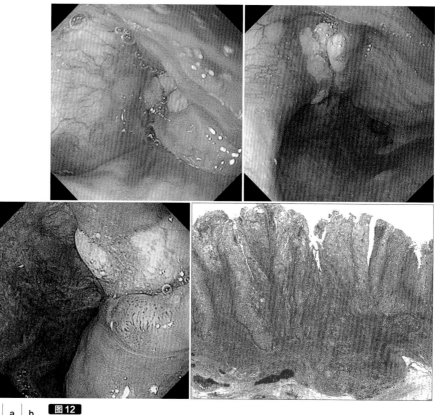

a	b
c	d

图12

a 下咽喉左侧梨状隐窝的白色扁平样隆起。

b 充分展开喉头后可能观察到全貌。喉头面有隆起。

c 使用经鼻内镜 +NBI+ 喉头展开观察到隆起部分的异常血管。

d 25mm×18mm，扁平上皮癌，T2（Sep），ly0，v1，pN0，肿瘤的厚度是 1950μm。

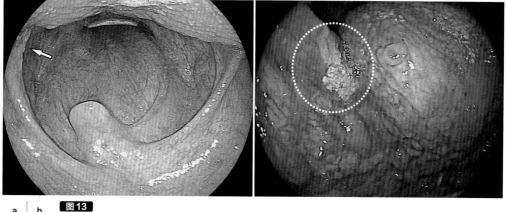

a	b

图13

a 经口中咽喉观察 LCI 图像。左前腭弓有角化（箭头处）。

b 在中咽喉倒镜法的正面视野中观察到白色颗粒状变化（圆形部分）。

表1 在作者所在科室检查出的头颈部浅表型癌——经口内镜和经鼻内镜发现量的比较

	经口内镜发现 （1996—2016 年）	经鼻内镜发现 （2008—2016 年）
病例数	77 例	164 例
性别（男性：女性）	72：5	156：8
病变总数	97	227
下咽喉	66	130
梨状隐窝	41 （右 19：左 22）	80 （右 42：左 38）
后壁	24	39
轮状后部	1	11
中咽喉	24	58
侧壁	2	12
前壁	2	14
后壁	15	22
上壁	5	10
喉头	6	17
口腔	1	22
口底	0	11
舌	1	7
颊黏膜、齿龈肉	0	4

年后，活检诊断为扁平上皮癌。对中咽喉充分观察时，有必要使内镜夹在经口、经鼻两个途径中间进行观察。

经鼻内镜的有用性和局限性

作者所在科室，从 1996 年开始进行咽喉浅表型癌的内镜下治疗，到 2017 年 5 月为止发现了 315 例病例的 500 处病变，其中与经口内镜检查到 2016 年头颈部浅表型癌 77 例 79 处病变相比，2008 年经鼻内镜检查发现了 164 例 227 处病变，呈倍数增加（**表1**）。在部位上，发现经口内镜对以前不能充分地观察到的下咽喉轮状后部、下咽喉后壁、中咽喉前壁、口腔底部、舌表面癌的发现有了很大的进步。一方面，越过轮状咽喉肌立即进入颈部食管是经鼻内镜的死角。另一方面虽然发现了一个病变，但有可能还遗漏别处的病变，要有"要是有一个了，就再去探索一个"的想法。

还有一成情况，对于不能充分展开咽喉的病例，必要的时候考虑进行全身麻醉下观察。因为没有放大内镜，对微小癌的良恶性判断困难的时候，超过 5mm 的指出异常比较容易，迷惑的时候应追加放大内镜，或是用活检来判断比较好。

总结

咽喉浅表型癌的存在、范围、浸润深度的诊断只有经口、图像加强、放大内镜的诊断是不充分的，有必要对咽喉进行充分展开。期待像本文展示的经鼻内镜的口腔咽喉观察法能广泛地普及起来。

参考文献

[1] Slaughter DP, Southwick HW, Smejkal W. Field cancerization in oral stratified squamous epithelium. Clinical implications of multicentric origin. Cancer 6；963–968, 1953

[2] 永井鑑，川田研郎，西蔭徹郎，他. 下咽頭癌の内視鏡治

療．胃と腸 38：331–338, 2003

[3] Gono K, Yamazaki K, Doguchi N, et al. Endoscopic observation of tissue by narrow band illumination. Opt Rev 10：211–215, 2003

[4] Muto M，Nakane M, Katada C, et al. Squamous cell carcinoma in situ in oropharyngeal and hypopharyngeal mucosal sites. Cancer 101：1375–1381, 2004

[5] 佐藤靖夫，大森泰，田川崇正．下咽頭表在癌の手術治療 —内視鏡的咽喉頭手術（ELPS）の経験．日耳鼻 109：581–586, 2006

[6] 川田研郎，太田俊介，河野辰幸，他．経鼻内視鏡による 咽喉頭・食道領域の内視鏡診断．新薬と臨 59：1311–1314, 2010

[7] Yokoyama A, Yokoyama T, Omori T. Past and current tendency for facial flushing after a small dose of alcohol is a marker for increased risk of upper aerodigestive tract cancer in Japanese drinkers. Cancer Sci 101：2497–2498, 2010

[8] Yokoyama A, Mizukami T, Omori T, et al. Melanosis and squamous cell neoplasms of the upper aerodigestive tract in Japanese alcoholic men. Cancer Sci 97：905–911, 2006

[9] Japan Society for Head and Neck Cancer Registry Committee. Report of head and neck cancer registry of Japan clinical statistics of registered patients, 2014. Head and Neck Cancer 42（Suppl）：72–80, 2016

[10] 川田研郎，岡田卓也，杉本太郎，他．上部消化管用経鼻 内視鏡による中咽頭反転法の有用性．日気管食道会報 64：265–270, 2013

[11] 森朱夏，横山顕，松井敏史，他．アルコール依存症者の 咽頭展開法とヨード染色法を用いた内視鏡による頭頸 部・食道癌検診．Gastroenterol Endosc 53：1426–1434, 2011

[12] Sakai A, Okami K, Ebisumoto K, et al. New techniques to detect unknown primaries in cervical lymph node metastasis. Laryngoscope 120：1779–1783, 2010

[13] Kawada K, Kawano T, Sugimoto T, et al. Case of a superficial hypopharyngeal cancer at the pharyngoesophageal junction which is detected by transnasal endoscopy using trumpet maneuver. Open J of Gastroenterol 5：1–6, 2015

[14] Kawada K, Kawano T, Sugimoto T, et al. Case of superficial cancer located at the pharyngoesophageal junction which was dissected by endoscopic laryngopharyngeal surgery combined with endoscopic submucosal dissection. Case Rep Otolaryngol doi：10.1155/2017/13411059, 2017

[15] Nakajima Y，Kawada K, Tokairin Y, et al. "Larynx–preserving surgery" for cervical esophageal carcinoma can preserve the vocal function and improve the clinical outcome. Esophagus 14：76–83, 2017

[16] 日本頭頸部癌学会（編）．頭頸部癌取扱い規約，第 5 版． 金原出版，pp 38–45, 2012

[17] 門馬久美子，吉田操，川田研郎，他．中・下咽頭癌の通 常内視鏡観察．胃と腸 40：1239–1254, 2005

[18] Kawada K，Kawano T, Sugimoto T, et al. Observation of the pharynx to the cervical esophagus using transnasal endoscopy with blue laser imaging. Amornyotin S（ed）. Endoscopy-

Innovative Uses and Emerging Technologies. Intech, Croatia, pp 215–231, 2015

[19] Dohi O, Yagi N, Onozawa Y, et al. Linked color imaging improves endoscopic diagnosis of active Helicobacter pylori infection. Endosc Int Open 4：E800–805, 2016

[20] 川田研郎，河野辰幸，杉本太郎，他．咽頭表在癌の診断 —経鼻内視鏡による最新内視鏡診断．消内視鏡 28：350–357, 2016

[21] Taniguchi M, Watanabe A, Tsujie H, et al. Predictors of cervical lymph node involvement in patients with pharyngeal carcinoma undergoing endoscopic mucosal resection. Auris Nasus Larynx 38：710–717, 2011

[22] Kinjo Y, Nonaka S, Oda I, et al. The short–term and long–term outcomes of the endoscopic resection for the superficial pharyngeal squamous cell carcinoma. Endosc Int Open 3：E266–273, 2015

Summary

Endoscopic Diagnosis of Early Pharyngeal Cancer Using Trans-nasal Endoscopy

Kenro Kawada[1], Takuya Okada,
Yasuaki Nakajima, Kazuya Yamaguchi,
Yuudai Kawamura, Masafumi Okuda,
Yuuichiro Kume, Tairo Ryotokuji,
Akihiro Hoshino, Yutaka Tokairin,
Ryuuhei Okada[2], Yuusuke Kiyokawa,
Yosuke Ariizumi, Takahiro Asakage,
Takashi Ito[3], Tatsuyuki Kawano[4]

The development of trans-nasal endoscopy with image-enhanced endoscopy（NBI, BLI, and LCI）now enables wider observation ; this method can be used to obtain adequate information for diagnosing early pharyngeal cancers without magnification. We initially started using endoscopic treatment for superficial pharyngeal cancer in 1996. Between 1996 and the present day, 77 cases in 97 lesions of superficial head and neck cancers were detected using trans-oral endoscopy. Between 2008 and 2016, 164 cases in 227 lesions were detected using trans-nasal endoscopy, which is more than twice the number of cases detected using other means. Mucosal redness ; loss of normal vascular pattern or white deposits ; and proliferation of vascular patterns, such as small dots or salmon roe, are important characteristics for the diagnosis of superficial pharyngeal cancer. Moreover, the use of image-enhanced endoscopy to identify brownish areas is useful for early diagnosis. With adequate extension of the pharyngeal mucosa using the Valsalva maneuver, the observation of protruded areas will be useful for diagnosing the depth of invasion.

[1] Department of Gastrointestinal Surgery, Tokyo Medical and Dental University, Tokyo
[2] Department of Head and Neck Surgery, Tokyo Medical and Dental University, Tokyo
[3] Department of Human Pathology, Tokyo Medical and Dental University, Tokyo
[4] Department of Surgery, Soka Municipal Hospital, Soka, Japan

浅表型咽喉癌形态变化的主要原因

饭塚 敏郎[1]

菊池 大辅

田中 匡实

布袋屋 修

武田 英彦[2]

概述●在发现浅表型中·下咽喉癌越来越多的同时，也应寻求并明确其生物学特征。在作者们的数据里，在自然过程中很多病例的发展都比较缓慢，全体平均每年增大4mm。只是，因为也有迅速增大的病例，有必要至少每半年进行随访。关于化学疗法的反应性中，有效率为61%，病变控制率为97%，取得了良好的成绩。关于活检引起的变化，虽然是有限的病例，但是有形态学的变化。因此，在对形态学变化的部位在详细观察的同时，有必要确认活检的部位。希望基于这种动态的表现，针对浅表型咽喉癌能选择适当的治疗方法。

关键词　浅表型咽喉癌　自然进程　化学疗法

[1] 虎の門病院消化器内科　〒105–8470 東京都港区虎ノ門2丁目2–2
　　E-mail：t–Ⅱzuka@toranomon.gr.jp
[2] 同　耳鼻咽喉科

介绍

随着浅表型咽喉癌越来越多的发现，对其也可以进行内镜下治疗。在同区域，不只是能做内镜下黏膜切除术（endoscopic mucosal resection，EMR），也报道了在早期消化管癌治疗中作为标准性治疗地位的内镜黏膜下剥离术（endoscopic submucosal dissection，ESD）[1] 及在内镜辅助下的治疗[2]。随着低侵袭性治疗的开展，在这种情况下，应探索并明确浅表型中·下咽喉癌的生物学特征。

也就是说，应该从小病变开始就进行治疗，还是可能经过一段时间观察再去治疗？还有认为与进展期食管癌同时重复的浅表型中·下咽喉癌，在食管癌治疗方面的反应等，也是在考虑治疗策略时的重要的信息。

只是到现在为止，关于这方面的探讨和报告等基本上都没有。因此，本文对作者们的数据进行解析、报告。

对自然进程病例的讨论

使用NBI（narrow band imaging）放大内镜作为常规检查，发现小的病变的机会就会多起来。只是，这样的病变在随访过程中会有怎样的变化，对此没有进行详细的讨论。因此，作者所在科室以2014年以后进行ESD的病例为对象，回顾内镜图像对能够确认咽喉部病变的进行检索。对于病变在能识别的时期和其时间点在内镜下进行肿瘤长径的测量，接着在治疗阶段对其内镜下肿瘤的长径进行测定，算出各个病变的肿瘤增大需要的时间。

在作者所在科室初次内镜检查中发现的咽喉部病变的病例，以前的内镜检查的图像病变存在但没有观察到病变的病例，进行了化疗和放疗

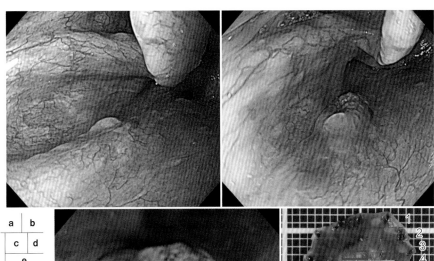

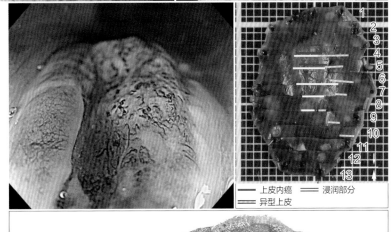

a	b
c	d
e		

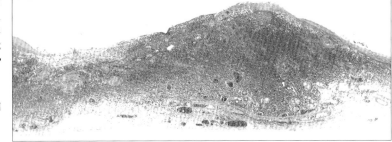

图1 [病例1]迅速增大的病例

a 发现病变半年前的内镜图像。只看到白色的扁平隆起。

b 发现病变时候的内镜图像，黏膜下肿瘤样上抬，中央凹陷，肛侧可看到凹凸不平的不规整的隆起。

c NBI 的放大图像。在凹陷部及隆起部根据日本食管学会分类，可见B2血管。

d ESD 切除后的标本图。红色相当于肿瘤露出的区域，黄色部分是上皮向下浸润的部分。粉红色线是异型上皮的区域。9mm×5mm，SCC（squamous cell carcinoma），SEP（600μm），INFc，ly0，v1，pHM0，pVM0.

e 病例组织图像。有多数的淋巴细胞浸润，可见肿瘤像上皮下层浸润。

的病例，除去这些，有 40 个病变作为分析对象。

病变的部分多是在梨状隐窝处，占全部病变的 77.5%（31 处病变）。其他的，分布在下咽喉后壁 5 处，中咽喉后壁 1 处，会厌 2 处，声门裂 1 处。病变发现时肿瘤长径的中间值是 6.5mm，到治疗为止时间的中间值是 831 天，在治疗的阶段，肿瘤长径中间值是 15mm。肿瘤的增长速率，用年来换算的话，中间值为 2.9mm（平均 4mm）。

1. 病例提示

1）快速发展的病例

肿瘤增大的速度每年超过 10mm 的病变有 3 例。详细内容为，左梨状隐窝处的病变，有 1 例病例在 111 天的时候由 12mm 增大到 17mm，作为［病例 1］。

［病例 1］

作为浅表型食管癌在 200X 年进行过 ESD，

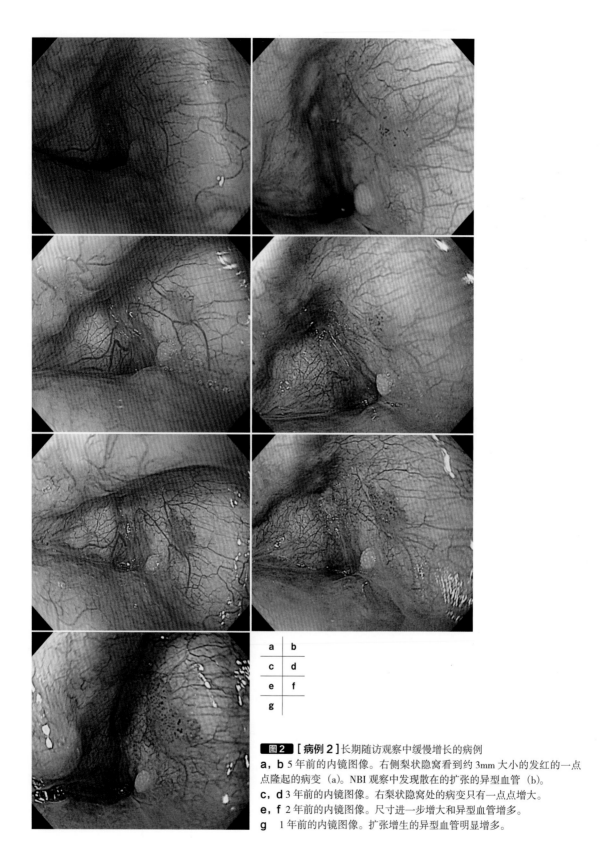

a	b
c	d
e	f
g	

图2 [病例2] 长期随访观察中缓慢增长的病例

a，b 5年前的内镜图像。右侧梨状隐窝看到约3mm大小的发红的一点点隆起的病变（a）。NBI观察中发现散在的扩张的异型血管（b）。

c，d 3年前的内镜图像。右梨状隐窝处的病变只有一点点增大。

e，f 2年前的内镜图像。尺寸进一步增大和异型血管增多。

g 1年前的内镜图像。扩张增生的异型血管明显增多。

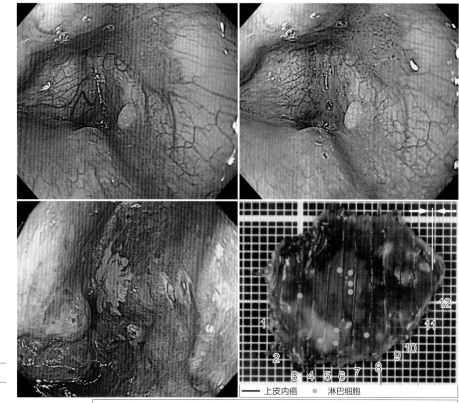

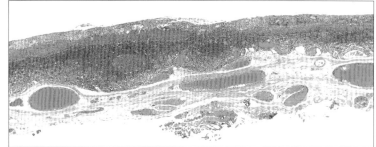

h | i
j | k
    l

图2（续）

h，i 治疗之前的内镜图像。可看到尺寸明显增大到13mm（h），也有异型血管的增生（i）。

j ESD时碘染的图像。

k ESD切除后标本的整体图像。

l 病理组织图像。异型细胞全层性增生的扁平上皮癌图像。没有看到上皮下层的浸润，淋巴滤泡增生明显。

因此在随访观察（**图1**）。在定期随访检查中发现了本病变（**图1b、c**）。判断有可能做ESD，对其进行了ESD（**图1d**）。病理组织学诊断有静脉侵犯（**图1e**），预定追加化疗。

2）长期随访观察中缓慢发展的病例

在下咽喉后壁的病变，在399内天从5mm增大到17mm，还有会厌舌面的病变，在363天内由5mm增大到18mm。在切除后的病理学检验中，1处是上皮内的病变，上皮下浸润来的病变有2处，各种从表层的浸润距离为270μm和170μm。任何一个都没有脉管的侵犯。

［病例2］

因为浅表型食管癌在200X年进行ESD，当时观察到右侧梨状隐窝处有凹陷型的病变（**图2a、b**），在定期随访中发现病变尺寸在慢慢增大（**图2c～g**），扩张的异型增生的血管也很明显（**图2h、i**），判断有ESD适应证，进行ESD治疗（**图1j～l**）。对目前的随访观察汇总，没有发现复发。

3）追加长期随访的病例

另一方面，作为缓慢增大的病变，年增长度在 1mm 以下增大的病变有 15 处。发现时肿瘤的长径平均为 8.9（3～25）mm，平均随访期为 1340（223～2961）天，有 13.6（8～25）mm 的增大。上皮内的病变有 7 处，上皮下浸润来的病变有 8 处。任何一处病变到现在为止都没有发现复发。

[病例 3]

针对浅表型食管癌在 200X 年进行了食管切除及胃上部再建术，在 200（X+5）年和 200（X+8）年对下咽喉癌和中咽喉癌进行了 ESD，之后定期地进行随访（图 3a、b）。

在 200（X+15）年，在会厌舌面右侧发现了发红的病变（图 3c、d）。只是，因为同时发现了肺癌，在肺癌治疗后，再次观察病变，尺寸增大了。接着因为肺炎等的治疗延误了同处病变的治疗，在 ESD 确认病变的时候，发现病变尺寸进一步增大（图 3e、f），判断适应 ESD，进行了 ESD 治疗（图 3g、h）。目前的随访过程中，没有发现复发。

2. 讨论的结果

从随访病例检查来看，多数的病例的发育迟缓，作为全体的年平均增长度在 4mm 程度。因此，对于尺寸比较小的病例，即使不立即进行治疗，也可以对全身的合并症进行控制，再进行治疗。还有，对迅速增大的病例每半年进行随访，有可能在进行淋巴结转移的行进过程前发现病变。因此，有必要至少每半年进行一次随访观察。

对进行化疗的病例进行讨论

有了咽喉癌和食管癌同时反复发生的病例的经验，这个时候，应该以病变为中心进行计划性治疗。在浅表型咽喉癌和进展型食管癌同时存在的时候，在对食管癌进行治疗过程中，会担心咽喉癌会不会继续恶化。到现在为止，对浅表型咽喉癌关于抗肿瘤药物效果的报告基本上没有，只是在考虑重复癌症的治疗策略时

是非常重要的信息。因此这次，以食管癌进行化疗的病例为研究对象，对浅表型咽喉癌的化疗效果进行讨论。

研究对象是在 2007 年 11 月—2016 年 6 月期间，浅表型咽喉癌和食管癌同时发生的 89 个病例的 101 处病变，对食管癌的治疗，只有内镜治疗，排除只有外科手术切除没有给予抗肿瘤药物的病例及治疗细节不明确的病例和对治疗后的咽喉癌不能进行评估的病例。最后以 28 个病例的 38 处病变为研究对象，全部病例包括在治疗前都有活检诊断是扁平上皮癌或是高度异型的上皮内肿瘤，包括在治疗后能通过内镜检查测量肿瘤长径的病例。基于治疗前后的变化率，用完全缓解（complete response，CR）、部分缓解（partial response，PR）、病情稳定（stable disease，SD）、病情进展（progressive disease，PD）来判断。PR 超过 30%，认为缩小；PD 超过 20%，认为是增大。

患者的背景资料在表 1 中显示。男性偏多，病变多是发生在梨状隐窝的凹陷处。平均肿瘤长径为 19.3mm，食管癌多是进展期。化疗方案多是 FP 疗法（5FU+CDDP），再就是 DCF 疗法（5FU+CDDP+docetaxel）。5FU 最为基础，对 34 处病变进行处理。在这些病例中有 10 例合用放疗治疗（chemoradiotherapy，CRT），全部病例的照射范围都没有包含咽喉病变。

其结果，CR 12 处病变（32%），PR 11 处病变（29%），SD 14 处病变（37%），PD 1 例（3%），有效率为 61%，病情的控制率为 97%。

肿瘤直径在不足 2cm 和 2cm 以上时进行对比，不足 2cm 的 21 处病变中，CR 8 处病变（38%），PR 6 处病变（29%），SD 7 处病变（33%），有效率为 69%。2cm 以上也是有 17 处病变，CR 4 处病变（24%），PR 6 处病变（35%），SD 6 处病变（35%），PD 1 处病变（6%），有效率为 59%。

观察以 5FU 为基础方案治疗的 34 处病变，CR 12 处病变（35%），PR 7 处病变（21%），SD 14 处病变（41%），PD 1 处病变（3%），有效率是 56%。虽然取得了 CR 后，有 2 例在局部有复

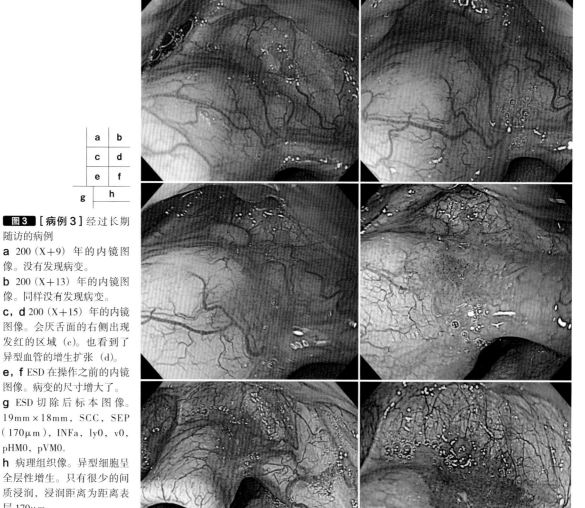

a	b
c	d
e	f
g	h

图3 [病例3] 经过长期随访的病例

a 200（X+9）年的内镜图像。没有发现病变。

b 200（X+13）年的内镜图像。同样没有发现病变。

c，d 200（X+15）年的内镜图像。会厌舌面的右侧出现发红的区域（c）。也看到了异型血管的增生扩张（d）。

e，f ESD 在操作之前的内镜图像。病变的尺寸增大了。

g ESD 切除后标本图像。19mm×18mm，SCC，SEP（170μm），INFa，ly0，v0，pHM0，pVM0.

h 病理组织像。异型细胞呈全层性增生。只有很少的间质浸润，浸润距离为距离表层170μm。

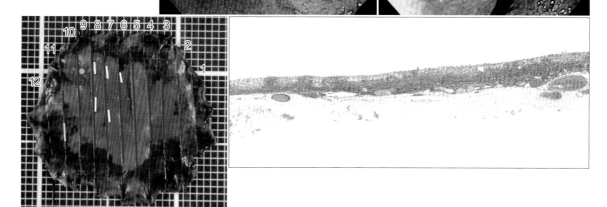

━━ 上皮内癌	═══ 上皮下浸润癌
┄┄ 异型上皮	● 导管内伸展

表1 进行化疗病例的患者背景

	28 病例的 38 处病变
平均年龄	61.1 岁
性别（男性：女性）	27：1
肿瘤的位置	
梨状隐窝	28
下咽喉后壁	3
中咽喉	7
肿瘤平均长径（范围）	19.3（5～45）mm
肉眼观形态	
隆起型	17
平坦凹陷型	21
食管癌阶段	
Stage 1	5
Stage 2	7
Stage 3	8
Stage 4	8
化学疗法方案	
FP	13 例病例 17 处病变
DCF	11 例病例 15 处病变
FAN	1 例病例 2 处病变
CPT11＋CDDP	1 例病例 1 处病变
VP-16＋CDDP	1 例病例 2 处病变
weekly docetaxel	1 例病例 1 处病变

FP：5FU＋CDDP；DCF：5FU＋CDDP＋docetaxel；
FAN：5FU＋ADR＋nedaplatin

发的病变，但都有可能进行 ESD 治疗。

1.病例报告

[病例 4] 对食管癌进行化疗后取得 CR 的病例。

因进展期食管癌以精查继续诊疗为目的来到作者所在医院，同时发现下咽喉癌（**图 4a～c**）。作为术前化疗，进行了两个周期的 DCF。这时内镜作为评价目的，两处的肛侧的病变出现了瘢痕化（**图 4d～g**）。

对食管癌进行手术，在全身状态稳定后，对残留的下咽喉癌进行 ESD。这时进行碘染，癌存在的部分没有出现不染区（**图 4h**）。接着，在 1 年后的内镜检查中，只在瘢痕处没有发现癌的局部复发（**图 4i**）。到现在又经过半年的复查，没有发现复发。

2.讨论的结果

到现在为止，关于浅表型咽喉癌的抗肿瘤药物效果讨论的报告，只查到了 Kaneko 等 [3] 的报告。对食管癌进行 CRT，这时候使用的 FP 方案效果的讨论，全部 14 例中 3 例（21.4%）得到了 CR。在这个讨论中，没有记载食管癌的部位和照射区域，因为也没有记载 CR 以外的记录，这以上的详细的情况不明了，关于 CR 率，作者们也是稍微提高了点儿。由于对方案的不同的地方进行了推测，对浅表型咽喉癌的化疗从病情控制方面来看能够充分满足。在食管癌治疗告一段落后，再进行 ESD 等治疗是可以充分控制病情的。

讨论进行活检的病例

癌或是怀疑癌的情况下，常规进行活检。与其他脏器同样，即使是咽喉的病变也是要常规进行活检的。在咽喉部分可能担心出现误吸及活检时疼痛，但活检后的出血量比较少，随着唾液能吐出来，误吸的危险性很小。虽然活检时也有感觉一瞬间的疼痛，但基本上很少有感觉到强烈疼痛的患者，所以活检是可以安全进行的。在进行活检时，在相同部位一般可以看到同部位的肿瘤的缺损和出现再生上皮，有时候有形态学的变化。还有，对微小病变进行活检时，有肿瘤自身被活检后消失了的，也有形态变化的病例。

1.病例分析

[病例 5] 由于活检形成的隆起部分，肉眼观察到形态学的变化。

200X 年，对浅表型食管癌患者，进行了食管切除胃提拉再建术。之后定期进行随访，术后第 3 年，内镜下观察到下咽喉后壁左侧有个白色浑浊的区域（**图 5a**），进行了活检（**图 5b**）。活检结果显示扁平上皮癌，是 ESD 的适应证，进行了 ESD 治疗。ESD 前确认病变时，在活检

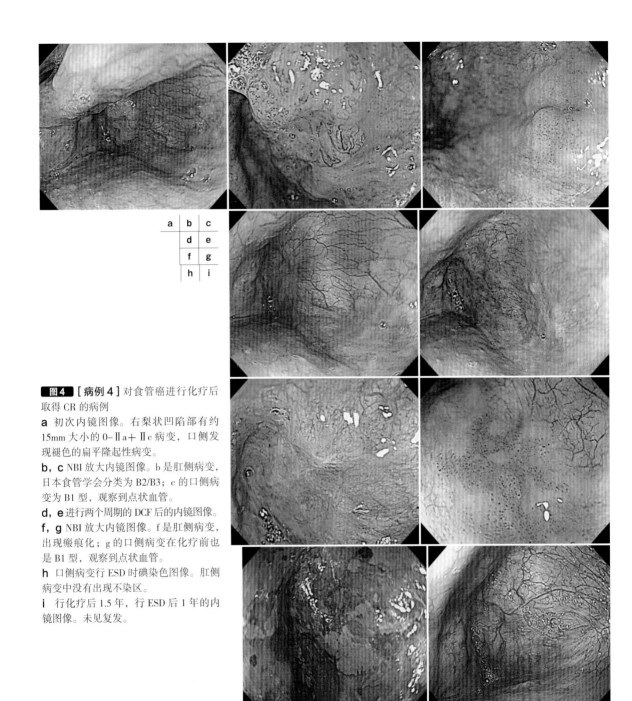

a	b	c
	d	e
	f	g
	h	i

图4 [病例4] 对食管癌进行化疗后取得 CR 的病例

a 初次内镜图像。右梨状凹陷部有约 15mm 大小的 0–Ⅱa＋Ⅱc 病变，口侧发现褐色的扁平隆起性病变。

b，c NBI 放大内镜图像。b 是肛侧病变，日本食管学会分类为 B2/B3；c 的口侧病变为 B1 型，观察到点状血管。

d，e 进行两个周期的 DCF 后的内镜图像。

f，g NBI 放大内镜图像。f 是肛侧病变，出现瘢痕化；g 的口侧病变在化疗前也是 B1 型，观察到点状血管。

h 口侧病变行 ESD 时碘染色图像。肛侧病变中没有出现不染区。

i 行化疗后 1.5 年，行 ESD 后 1 年的内镜图像。未见复发。

部位出现了隆起型病变（**图 5c**）。ESD 正常进行，隆起部位中没有发现癌（**图 5d、e**）。经过 ESD 后良好，没有问题就出院了。在之后的随访中，出现了食管癌的复发和胸膜播种性转移和肺转移。没有继续进行治疗，在 ESD 术后 10 个月因食管癌复发而死亡。

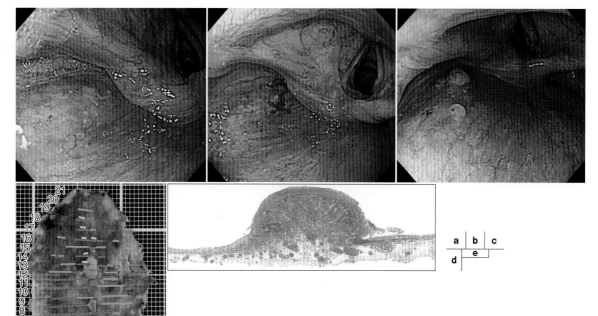

图5 **[病例5]** 由于活检形成的隆起部分，肉眼观察到形态学的变化

a 活检前内镜图像。下咽喉后壁左侧发现白色浑浊的区域。
b 活检导致出血的图像。
c 活检后，同部位隆起出现。
d ESD切除后标本图像。
e 隆起部位病理组织图像。肉芽组织没有癌变情况。

2. 讨论的结果

　　虽然隆起的部位确认是肉芽组织，但这种变化在治疗前必须要考虑肿瘤迅速增大的可能。因此，确认了活检的部位（有记载），对形态变化的部位进行详细的观察是很重要的。

总结

　　关于浅表型咽喉癌的病态，到现在还有很多不明确的地方。这次，对发生形态变化的病例、随访观察病例及进行化疗的病例、活检的病例进行讨论。任何一个到现在为止都没有被讨论过。在这个超高龄的社会中，浅表型咽喉癌合并其他疾病及与其他脏器癌症重叠的病例也在增加。本次讨论的内容，可以考虑是对浅表型咽喉癌指导的指标和数据。今后在积累病例的基础上，希望能够帮助更多的浅表型咽喉癌的患者选择适合的治疗方案。

参考文献

[1] Iizuka T, Kikuchi D, Hoteya S, et al. Endoscopic submucosal dissection for treatment of mesopharyngeal and hypopharyngeal carcinomas. Endoscopy 41：113–117, 2009

[2] Odagiri H, Iizuka T, Kikuchi D, et al. Gastrointestinal Endoscopy–Assisted Minimally Invasive Surgery for Superficial Cancer of the Uvula. Clin Endosc 49：289–293, 2016

[3] Kaneko K, Yano T, Minashi K, et al. Treatment Strategy for Superficial Pharyngeal Squamous Cell Carcinoma Synchronously Combined with Esophageal Cancer. Oncology 84：57–64, 2013

Summary

Morphological Changes in Superficial Pharyngeal Cancer

Toshiro Iizuka[1), Daisuke Kikuchi, Masami Tanaka, Shu Hoteya, Hidehiko Takeda[2)

The incidence of superficial pharyngeal cancer has been rising recently, and clarifying the biological features of the disease is imperative. When we examined tumors without treatment intervention, we found that the tumor size increases at an average of 4mm annually. However, in a few cases, we observed a rapid increase in tumor size. Therefore, the tumors should be examined at least semi-annually. In patients who underwent chemotherapy, the response and disease control rates were 61% and 97%, respectively. In terms of morphological changes after biopsy, protrusions were observed at the site of biopsy in a few cases.

While considering treatment options for superficial pharyngeal cancer, the appropriate option should be selected on the basis of these data.

[1]Department of Gastroenterology, Toranomon Hospital, Tokyo
[2]Department of Otolaryngology, Toranomon Hospital, Tokyo

咽喉 brownish area 的鉴别诊断和处理

松浦 伦子[1]

石原 立

鼻冈 升[1, 2]

金坂 卓[1]

加藤 穰[1, 3]

七条 智圣[1]

前川 聪

竹内 洋司

东野 晃治

上堂 文也

小池 良典[4]

曹 弘规

音在 信治

喜井 正士

藤井 隆

概述● 在上消化道检查时，观察咽喉部的重要性被广泛地知晓。内镜医生对这个部位发现病变的机会也增加了。在内镜室观察时对碘染困难的咽喉及喉头区域使用 NBI 有图像强调功能的放大内镜，能防止遗漏病变，这是有质量的诊断模式。咽喉部棕色区域（brownish area）的鉴别诊断，以有无区域性及血管形态的变化为中心，能鉴别咽喉癌、淋巴滤泡、乳头瘤、黑色素瘤、炎症、化疗后的变化。咽喉癌是其治疗适应证，对于其他疾病基本上都推荐随访观察。关于没有治疗随访观察的 brownish area，在组织学上诊断胃癌 10mm 左右大小的也有增大的报告，5mm 以下的尺寸不怎么增加。

关键词　放大内镜　中·下咽喉浅表型癌　淋巴滤泡　乳头瘤　黑色素沉积

[1] 大阪国际がんセンター消化管内科　〒541-8567 大阪市中央区大手前 3 丁目 1-69
E-mail : ishihara-ry@me.pref.osaka.jp
[2] 宝塚市立病院消化器内科
[3] 大阪大学消化器内科学
[4] 大阪国际がんセンター頭頸部外科

介绍

以前头颈部区域的浅表型癌，在上消化道内镜检查（esophagogastroduodenoscopy，EGD）中基本没有被发现。这可考虑其中一个可能原因是消化内镜医生在检查时缺乏对"发现头颈部区域浅表型癌"的意识。其他的原因，在口腔内不特意地将口垫向外牵拉的话不能充分地观察，也可能因为容易引起咽喉部反射，考虑被检查者的痛苦，所以尽量避开观察。只是，在 2000 年开始对于咽喉癌的内镜下治疗的报告出来后提高了对咽喉部浅表型癌的认识，在 2005 年售卖的窄带成像内镜（narrow band imaging，NBI）系统对

咽喉癌的视觉认知度又提高了，越来越多的咽喉癌被发现[1]。之后，在观察法及镇静法上动脑筋，在内镜下发现中·下咽喉癌的病变增加，即使对一般的内镜医生来说也不是什么罕见的疾病了。

咽喉及食管的浅表型癌在 NBI 及蓝激光成像（blue laser imaging，BLI）的观察下呈现的是棕色区域。这个区域称为 brownish area，是识别癌的有用的观察表现。只是，在咽喉区乳头瘤、黑色素沉积、淋巴滤泡、化疗后的变化等也呈现出 brownish area，有无区域性和边界的 brownish area，有无血管的形态学变化是这些疾病进行鉴别的要点。

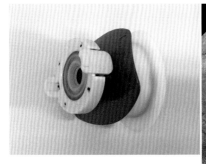

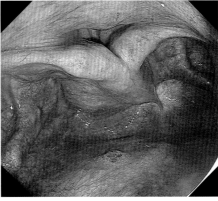

a | b

图1 使用瓦氏口垫进行观察
a 瓦氏口垫。
b 使用 Valsa 口垫的内镜图像。轮状后部展开的情况下能很好地观察咽喉。

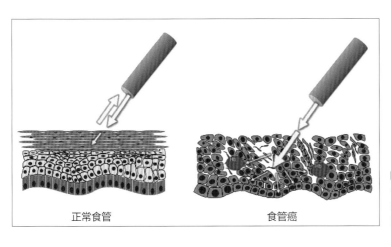

正常食管　　　　　食管癌

图2 在食管癌看到的上皮的茶色变化（inter- vascular background coloration），对其进行光学角度分析，黄色箭头显示的是光的反射，进入食管黏膜内

咽喉部观察

关于咽喉部详细的观察，因为在其他文章有记载，在这里作者关于特别需要重视的点进行解说。咽喉区域是内镜插入时由于引起呕吐反射观察比较困难的地方，镇静是很重要的。在作者所在医院，关于咽喉观察时的镇静法，RCT 分成哌替啶、咪唑安定及无镇静 3 种进行，使用哌替啶镇静进行咽喉部观察有统计学意义，因为没有有害事件及患者的不舒服感也减少了，有报道称，在咽喉部观察用镇静方法是很好的[2]。以长期饮酒史、吸烟史及有食管癌病史的咽喉癌高风险病例为中心，在作者所在医院日常诊疗中对咽喉部的观察使用哌替啶（35mg，静脉注射瓦氏）。还有，观察轮状后部困难的时候使用瓦氏口垫（Valsa Mouth，MD49700，Sumitomo Bakelite 生产）进行瓦氏位法观察，比较容易观察到（**图1**）。

作为咽喉肿瘤的 brownish area 的识别机制

咽喉肿瘤大多数，在 NBI 及 BLI 下能识别 brownish area。这个 brownish area 是由表面血管的扩张增生、上皮的茶色变化（background coloration）构成的（**图2**）。作者们对茶色变化阳性及阴性的病变的组织像进行对比，发现茶色变化阳性的变化多是扁平上皮表层的扁平细胞层变薄或是消失导致的[3]。从光学角度分析，扁平上皮表层的扁平细胞层有光的强反射性，置换成肿瘤细胞后，进入食管黏膜内的光增加，其中一部分被血管内的血红蛋白吸收了，表面的颜色就从白色变

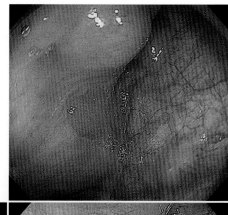

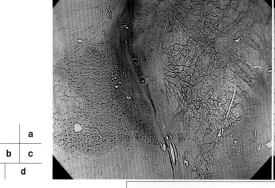

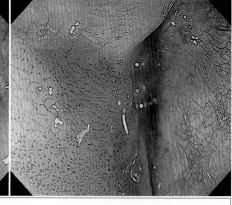

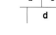

图3 咽喉肿瘤
a 常规内镜图像。在右侧轮状后部可见 10mm 大的发红的区域。
b NBI 图像。呈现 brownish area。
c NBI 放大图像。根据日本食管学会放大内镜分类判断为 B1 型血管。全身麻醉下行 ESD（endoscopic submucosal dissection）治疗。
d 病理组织图像。squamous cell carcinoma，pT1 型。

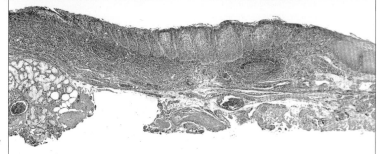

成了茶色。扁平上皮表层的扁平的细胞层变薄或是消失考虑是因为基底层细胞类似肿瘤细胞基本上将全层的上皮进行置换，茶色变化是反映了这样的组织像。

brownish area 的鉴别诊断

1. 肿瘤性变化

1) 上皮内肿瘤·癌

在咽喉区域呈现 brownish area 的疾病中，发生率最高的是咽喉癌。咽喉癌大部分是扁平上皮癌，与食管癌相比隆起型的比例比较多[4]。

肉眼观，浅表型癌分为 0-Ⅰ 型、0-Ⅱa 型、0-Ⅱb 型、0-Ⅱc 型、0-Ⅲ 型。咽喉癌的内镜下表现与食管癌类似，以界限明显的茶色变化和点状异常血管为特征，放大观察可见弯曲、蛇形、口径不同、性状不均一的表现[5]（**图3**）。

关于内镜检查下对浸润深度的判断，现在还没有确定。只是，平坦的病变及只是稍微有点儿凹凸不平的病变多是上皮内癌，有高的隆起或病变内有明显的凹凸不平的情况时应该考虑可能是皮下浸润型癌。田中等[6] 报告了，看到 B2、B3 型血管的时候肿瘤比较厚，很大的概率是来

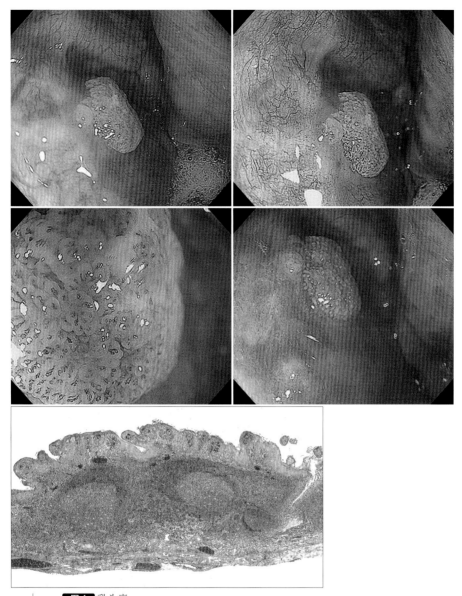

<table>
<tr><td>a</td><td>b</td></tr>
<tr><td>c</td><td>d</td></tr>
<tr><td>e</td><td></td></tr>
</table>

图4 乳头瘤

a 常规内镜图像。在全身麻醉下，左侧梨状隐窝可见 10mm 大小的乳头状隆起性病变。

b，c NBI 的放大图像。在腺管内部可见明显的血管变化，血管走行异常比较少见，缺乏异型性。虽然血管有扩张、蛇形，但是少见口径不同及形状不均一的血管。

d 碘染图像。

e 不能否认癌的可能性，进行 ESD，病理诊断为乳头瘤。

源于上皮下浸润，另一方面，在 B1 血管中变化比较多，如肿瘤的厚度及壁的浸润深度。关于病例组织像，有必要需要更多的病例进行讨论。

2）乳头瘤

乳头瘤是扁平上皮作为乳头状的构造增生形成的病变，在常规观察中，呈现乳白色调的颗粒状的小隆起聚集成的隆起型病变（**图4a**）。呈现房状，一个一个的颗粒样隆起也是比较均一的，在小隆起内血管也是缺乏异型。从病理组织学表现分为下面的 3 个亚型[7]。

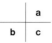

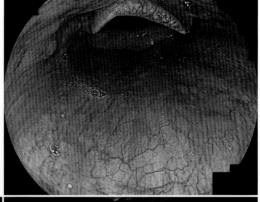

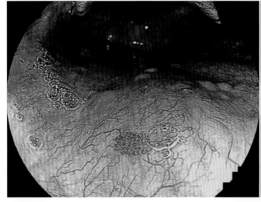
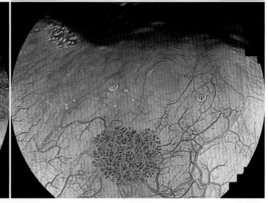

图5 不典型增生

a 在常规内镜下，中咽喉后壁可见 3mm 大小的发红区域。
b，c NBI 的放大图像。看不到背景色，虽然可见 IPCL 扩张，但是形状比较均一。

（1）外生型（exophytic type）：树枝状的黏膜固有层的表面覆盖有复层扁平上皮。

（2）内生型（endophytic type）：球状的黏膜固有层表面覆盖有复层扁平上皮，这个复层扁平上皮是黏膜固有层的分支。

（3）尖峰型（spiked type）：在广基的低的隆起是黏膜固有层向上皮层突出的尖峰。

各种各样的亚型，一般呈现为（1）海葵样隆起、（2）松果样隆起、（3）低的扁平样隆起，其中（1）、（2）型比较多。在 NBI 的放大观察中，腺管内部血管变化很明显，与癌相比，血管走行异常比较少，也缺乏异型性。血管虽然是扩张·蛇形，但是口径不同及形状不均一改变比较少（图4b、c）。虽然在典型的病例中容易与癌鉴别，但是有时也有与扁平上皮癌鉴别困难的时候，困惑的时候，应该进行组织学检查。

3）异型和过度增生

在咽喉的病变，即肿瘤性病变或是轻度异型的病变（mild dysplasia、low grade dysplasia）或是基底细胞过度增生导致的病变（basal cell hyperplasia）中也多是能识别 brownish area。这样的病变与癌呈现相似的内镜下表现，在中咽喉后壁 5mm 以下的小病变多见，不只是不太能观察到背景色，也能看到 IPCL（intra-papillary capillary loop）扩张，其特征是形状比较均一[8]（图5）。

2.非肿瘤性病变

1）淋巴滤泡

在喉头以咽淋巴环开始含有丰富的淋巴组织。淋巴滤泡形成了 10mm 以下的圆形隆起（图6a），由于隆起的顶部上皮比较薄，多呈现brownish area（图6b）。近距离观察 brownish area，血管密度低，虽然伴有扩张但是没有口径不同（图6c）。据圆形及血管所见，容易与癌进行鉴别（图6d、e）。还有，淋巴滤泡的一个特征性表现是在喉头内多发。

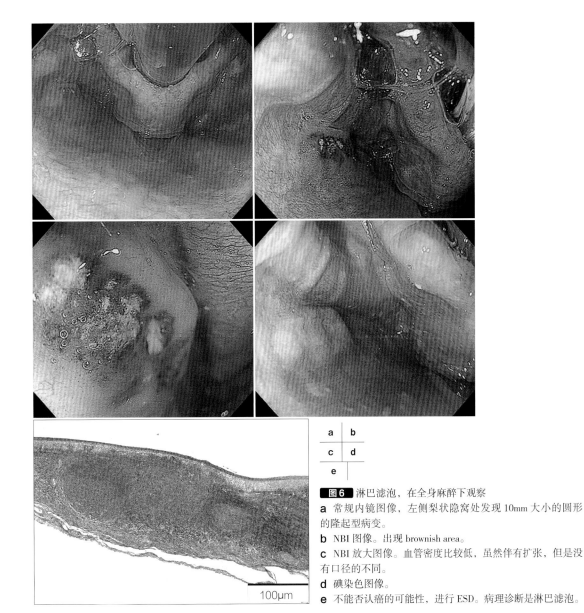

a	b
c	d
e	

图6 淋巴滤泡，在全身麻醉下观察

a 常规内镜图像，左侧梨状隐窝处发现 10mm 大小的圆形的隆起型病变。

b NBI 图像。出现 brownish area。

c NBI 放大图像。血管密度比较低，虽然伴有扩张，但是没有口径的不同。

d 碘染色图像。

e 不能否认癌的可能性，进行 ESD。病理诊断是淋巴滤泡。

2) 黑色素沉积

黑色素沉积是上皮内褐色的黑色素细胞色素的沉积，在白光下观察呈褐色或是黑色的区域。口腔、咽喉和食管的黑色素沉积与饮酒和吸烟有关，黑色素沉积在咽喉及食管黏膜的时候患咽喉及食管内扁平上皮癌的风险性高[9]。黑色素沉积在 NBI 及 LBI 的观察下呈现 brownish area（**图7a、b**），与癌有用的鉴别点在于黑色素沉积没有异型血管（**图7c**）。

还有，黑色素沉积在 NBI 及 LBI 下呈现 brownish area 时被识别，黑色素是随着蓝光→绿光→红光和光的吸收逐渐减弱（**图8**）。在白光下，蓝色和绿色的光是强吸收光，红色也有一定程度被吸收。总的来说，就是"暗红色＝茶色"。一

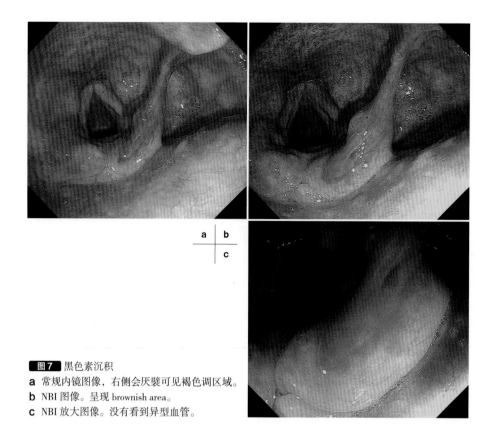

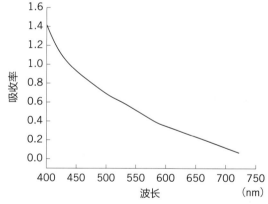

图7 黑色素沉积
a 常规内镜图像，右侧会厌襞可见褐色调区域。
b NBI 图像。呈现 brownish area。
c NBI 放大图像。没有看到异型血管。

可方面，由于在 NBI 下蓝光和绿光两方面都是强吸收的，呈现"黑色样"[10]。

3) 炎症

在口腔、咽喉部的炎症，日常临床上遇到的频率比较高。NBI 或是 LBI 下能反映出水肿及炎症细胞的浸润，出现 brownish area。只是，没有典型的点状血管，可以与癌相鉴别。还有，在会厌襞，与伴有感染的炎症不同，非肿瘤性的可见局限性 brownish area（**图9a**）。只是，这种变化的边界不明显，血管密度也低，是可以与癌相鉴别的（**图9b**）。

4) CRT 后的变化

在咽喉部行 CRT 后，可见不规整的树枝状血管和点状血管，这在 NBI 及 LBI 下可以观察到 brownish area（**图10a**）。CRT 或是 RT 后的异时性多发性病变及复发的病变中，都能识别出

图8 黑色素的吸收

(纵轴：吸收率；横轴：波长 (nm))

brownish area，有必要对此进行鉴别。在咽喉癌中，相对于界限明显的背景区和茶色点状血管的特征，CRT 后见的 brownish area 没有界限清楚的背景区，点状血管也多是呈现暗绿色，这两者的辨别是比较容易的（**图10b**）。

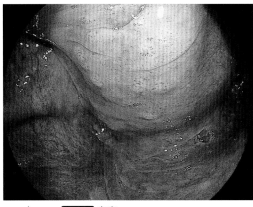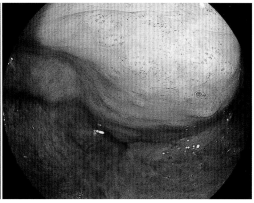

a | b

图9 炎症

a NBI 图像。在咽后壁可见 brownish area。

b NBI 的放大图像。界限不明确，血管密度也低，有点状血管。

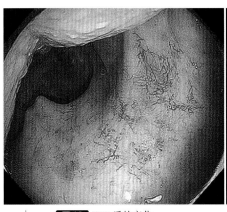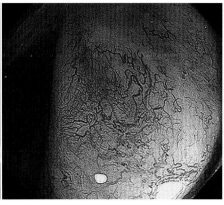

a | b

图10 CRT 后的变化

a NBI 图像。右侧会厌浅可见扩张的树枝状血管。

b NBI 的放大图像。没见到背景区域，点状血管也是暗绿色的。

对 brownish area 的随访观察

切除咽喉部的病变需要在全身麻醉下进行处理，对小病变不切除但进行随访观察。在作者们的机构进行随访观察的 25 处病变中，只有 1 例有增大倾向（**图11**），其余的 24 处病变没有变化（**图12**）。这次讨论的对象是病变在 5mm 以下的小的病变 25 处中的 18 处，在咽喉癌以外，也就是包括低级别上皮内瘤变和基底细胞增生的非癌的病变。小型癌及非癌病变的 brownish area，即使放置不管，也多是没有增大。

另一方面，Nakamura 等[11]，在 NBI 观察下，活检诊断为癌的 20mm 以下的病变中，报告了没有治疗而进行随访观察的 20 处病变的自然过程。肿瘤直径中间值为 10mm（范围 3~20mm），与作者的病例相比稍微大一些，随访观察期间中间值是 20 个月（范围 6~71 个月），17 处病变（85%）可见肿瘤直径的增大。10mm 大小的病理学诊断为癌的话，增大的概率比较高。

总结

以咽喉部看到的多病变为中心，关于

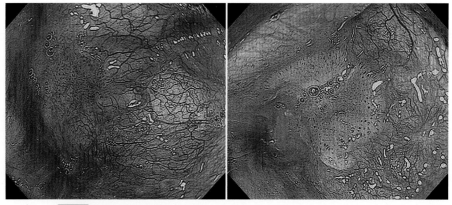

<table>
<tr><td>a</td><td>b</td></tr>
</table>

图11 在随访观察中增大的肿瘤
a 右侧梨状隐窝处可见 5mm 大小的 brownish area（2015 年 8 月）。
b 针对浅表型食管癌型 CRT，对异时性的食管癌加强治疗。17 个月后在 2017 年 1 月时肿瘤的尺寸及厚度都增大了。

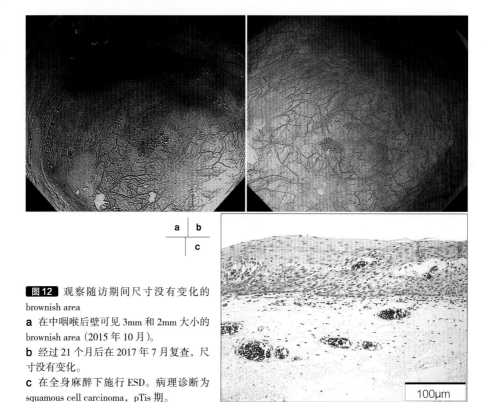

<table>
<tr><td>a</td><td>b</td></tr>
<tr><td></td><td>c</td></tr>
</table>

图12 观察随访期间尺寸没有变化的 brownish area
a 在中咽喉后壁可见 3mm 和 2mm 大小的 brownish area（2015 年 10 月）。
b 经过 21 个月后在 2017 年 7 月复查，尺寸没有变化。
c 在全身麻醉下施行 ESD。病理诊断为 squamous cell carcinoma，pTis 期。

100μm

brownish area 的鉴别诊断进行了说明。今后，随着内镜的图像加强技术及解像度、镇静方法的进步，预测在内镜检查时发现咽喉的病变会逐渐增加。在了解了咽喉部病变的内镜下特征的情况下，期待能早期发现病变。

参考文献

[1] Muto M, Minashi K, Yano T, et al. Early detection of superficial squamous cell carcinoma in the head and neck region and esophagus by narrow band imaging: a multicenter randomized controlled trial. J Clin Oncol 28: 1566-1572, 2010

[2]Yamasaki Y, Ishihara R, Hanaoka N, et al. Pethidine

hydrochloride is a better sedation method for pharyngeal observation by transoral endoscopy compared with no sedation and midazolam. Dig Endosc 29：39–48, 2017

[3] Kanzaki H, Ishihara R, Ishiguro S, et al. Histological features responsible for brownish epithelium in squamous neoplasia of the esophagus by narrow band imaging. J Gastroenterol Hepatol 28：274–278, 2013

[4] 門馬久美子，藤原純子，加藤剛，他．中・下咽頭表在癌の内視鏡診断—通常内視鏡および NBI の立場から．胃と腸 45：203–216, 2010

[5] 井上晴洋，南ひとみ，佐藤嘉高，他．中・下咽頭表在癌の拡大内視鏡診断．胃と腸 45：217–226, 2010

[6] 田中雅樹，角嶋直美，滝沢耕平，他．中・下咽頭・喉頭病変の拡大内視鏡像．胃と腸 51：545–553, 2016

[7] Odze R, Antonioli D, Shocket D, et al. Esophageal squamous papillomas. A clinicopathologic study of 38 lesions and analysis for human papillomavirus by the polymerase chain reaction. Am J Surg Pathol 17：803–812, 1993

[8] Yagishita A, Fujii S, Yano T, et al. Endoscopic findings using narrow–band imaging to distinguish between basal cell hyperplasia and carcinoma of the pharynx. Cancer Sci 105：857–861, 2014

[9] Yokoyama A, Mizukami T, Omori T, et al. Melanosis and squamous cell neoplasms of the upper aerodigestive tract in Japanese alcoholic men. Cancer Sci 97：905–911, 2006

[10] Main page/BPHS 4090/In–Vivo Spectrocopy. http://physwiki. apps01.yorku.ca/index.php?title=Main_Page/BPHS_4090/In-Vivo_Spectroscopy（2017 年 10 月 30 日現在）

[11] Nakamura H, Yano T, Fujii S, et al. Natural history of superficial head and neck squamous cell carcinoma under scheduled follow– up endoscopic observation with narrow band imaging：retrospective cohort study. BMC Cancer 16：743, 2016

Summary

Endoscopic Feature of Superficial Lesions of the Oropharynx, and Hypopharynx

Noriko Matsuura[1], Ryu Ishihara,
Noboru Hanaoka[1, 2], Takashi Kanesaka[1],
Minoru Kato[1, 3], Satoki Sitijyo[1],
Akira Maekawa, Yoji Takeuchi,
Koji Higashino, Noriya Uedo,
Ryosuke Koike[4], Hironori Cho,
Shinji Otozai, Tadashi Yoshii,
Takashi Fujii

The importance of observing the larynx during upper endoscopy has been widely known, and the detection of lesions in these organs by gastrointestinal endoscopists has been increasing. Although we cannot use iodine solution in the pharynx, IEE（image enhanced endoscopy ）, such as narrow band imaging, plays an important role in the detection of superficial lesions. With IEE, we can detect small lesions and diagnose whether they are benign or malignant according to the region and irregularity of microvessel patterns. When observing brownish lesions, we should distinguish melanosis, lymph nodules, papillomas, and brownish lesions after chemoradiation changes in pharyngeal cancers.

[1] Department of Gastrointestinal Oncology, Osaka International Cancer Institute, Osaka, Japan
[2] Department of Gastroenterology, Takarazuka City Hospital, Takarazuka, Japan
[3] Department of Gastroenterology and Hepatology, Graduate School of Medicine, Osaka University, Osaka, Japan
[4] Department of Otorhinolaryngology-Head and Neck Surgery, Osaka International Cancer Institute, Osaka, Japan

咽喉浅表型癌的内镜下治疗

——从 ESD 的角度来看：对中·下咽喉浅表型癌进行 ESD /ELPS 的治疗效果

细谷 和也[1]

田中 雅树

上条 朋之[2]

吉田 将雄[1]

川田 登

角岛 直美

泷泽 耕平

伊藤 纱代

今井 健一郎

堀田 欣一

鬼塚 哲郎[2]

小野 裕之[1]

概述●以首次治疗的 ESD/ELPS 的中·下咽喉浅表型癌 115 例为研究对象，对其治疗效果进行讨论。一次性切除率为 96.8%。治疗后的狭窄、吞咽困难有 6 例。内镜治疗后实行"切除和观察策略"的方针。有 9 例有后发淋巴结转移，其中 8 例脉管转移是阳性。虽然局部复发有 1 例，但内镜下可以治疗。不同时期多发病变有 25 例，积累发生率 3 年是 25.8%，5 年生存期是 86.7%，5 年疾病特异性生存率是 97.7%。ESD/ELPS 是对中·下咽喉浅表型癌有用的低侵袭性的治疗，对于在食管入口旁扩大范围的切除的病例，有必要注意术后狭窄，应该谨慎判断其适应证。

关键词　咽喉癌　ESD　ELPS　治疗效果　预后

[1] 静岡県立静岡がんセンター内視鏡科　〒411–8777 静岡県駿東郡長泉町下長窪 1007
　　E-mail：k.hosotani@scchr.jp
[2] 同　頭頸部外科

介绍

食管癌患者，众所周知其咽喉癌重复发生的频率比较高[1]，在进行上消化道内镜检查（esophagogastroduodenoscopy，EGD）时对咽喉癌的筛查也广泛开展起来了。还有，随着内镜技术的发展，也增加了对咽喉浅表型癌的发现和治疗的机会[2-4]。对咽喉部浅表型癌应用了称为透明帽辅助的内镜黏膜下切除术（endoscopicmucosal resection with cap，EMRC）和内镜黏膜下剥离术（endoscopic submucosal dissection，ESD）的内镜治疗[5, 6]，使保留脏器、保留功能为目标的低侵袭性治疗变为可能[7-10]。再加上，最近开发的内镜下咽喉手术（endoscopic laryngopharyngeal surgery，ELPS），与头颈部外科医生合作一起治疗的病例也在增加[11-13]。

随着内镜治疗适应证的增加，适应证标准的问题、狭窄等偶发症的对策、有无术后追加治疗、生存期、重复癌等问题，残留的课题也很多。

作者所在医院从 2009 年开始采用 ESD，2011 年开始引入 ELPS，近些年以两者合用的混合法为中心进行治疗。本文以作者所在医院的中·下咽喉部癌作为初次治疗是 ESD 或是 ELPS 的对象，包含长期预后，对治疗效果进行讨论。

对象和方法

2005 年 3 月—2016 年 12 月期间，作者所在医院对中·下咽喉浅表型癌初次治疗是进行内镜下治疗的 159 例中，除去初次行 EMRC 的病例 30 例，淋巴转移 4 例，残留复发治疗的 10 例，以余下的 115 例为研究对象（**图1**）。生存期使

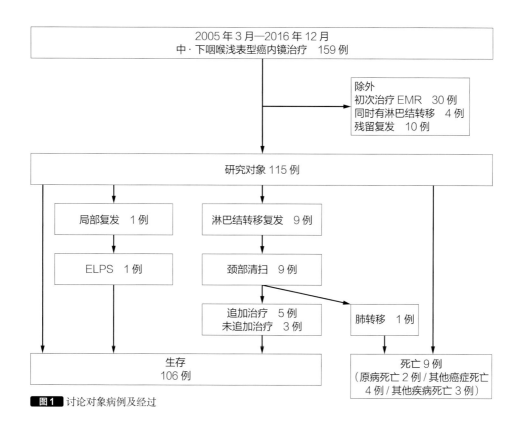

```
┌─────────────────────────────────────────────────────┐
│              2005 年 3 月—2016 年 12 月                │
│         中・下咽喉浅表型癌内镜治疗  159 例            │
└─────────────────────────────────────────────────────┘
                        │          ┌──────────────────────────┐
                        │          │ 除外                     │
                        │          │ 初次治疗 EMR  30 例      │
                        ├─────────▶│ 同时有淋巴结转移  4 例   │
                        │          │ 残留复发  10 例          │
                        ▼          └──────────────────────────┘
┌─────────────────────────────────────────────────────┐
│                   研究对象 115 例                     │
└─────────────────────────────────────────────────────┘
```

图1 讨论对象病例及经过

用 Kaplan-Meier 法进行解析。

作为偶发症，咽喉狭窄指常规内镜（9.8~10.5mm）不能通过的，或者需要进行扩张术的状况。吞咽困难是指治疗后自觉吞咽困难，可根据吞咽造影检查判断。术后出血者指有必要进行内镜下止血术的病例。

1. 治疗的适应证

在初次治疗的病例中，作为原则进行颈部超声检查（ultrasonography，US）、CT、MRI，用于术前图像诊断判断没有淋巴结转移，预想浸润深度到 SEP 为止的浅表型的中·下咽喉癌是适合内镜下治疗的。只是要考虑广范围的病变术后的咽喉狭窄、吞咽困难等情况，需要探讨 RT（radiotherapy）等其他治疗。有之前治疗过病史的病例，对于残留、复发的病例考虑外科治疗的损伤性，需要探讨保留功能的内镜下治疗。因为一次性切除率高，所以 ESD/ELPS 作为第一选择，微小病变的话，EMRC 也可以作为选择。最终的治疗方针需要包括头颈部外科医生、放射科医生等多学科的会诊来决定。

2. 基本技术

进行全身麻醉，与头颈部外科医生一起治疗。体位选择仰卧位，使用弯曲型喉镜将喉头向上抬起，确保视野。应用白光观察、NBI（narrow band imaging）观察、碘染后色素观察判断病变范围，进行标记。在上皮下进行局部注射后，使用 ESD 到局部切开，推荐使用 Dual 刀（KD-650L，奥林巴斯）。

接着，头颈部外科医生把持钳子在 ELPS 中用电刀进行剥离。在食管入口近侧等 ELPS 中用电刀操作不方便的部位，可以试着用 ESD 手法进行剥离。使用 ESD 刀进行剥离操作时，头颈部外科医生适宜把持钳子做牵引合用。剥离结束后确认止血，切除范围广泛的时候留置胃管给予肠营养。最后确认喉头有无水肿，要是喉头没有水肿的话，在手术室内拔管。

表1 患者背景资料 (*n*=115)

男性∶女性	107∶8
年龄中间值 (范围)	69 (43～90) 岁
发现契机	
有症状	14
其他癌症治疗前	76
其他癌症治疗后	21
其他	4
既往史	
食管癌	54
头颈部癌	23
头颈部放疗史	24

表2 病变的背景 (*n*=164)

肿瘤直径中间值 (范围)	16 (1～70)mm
浸润深度 EP∶SEP	98∶66
最大肿瘤厚度中间值 (范围)	400 (50～15 000)μm
占据部位	
中咽喉	17
后壁	7
侧壁	6
前壁	4
下咽喉	147
梨状隐窝	104
后壁	36
轮状后部	7
食管进展	3
肉眼观	
0-Ⅰ	11
0-Ⅱa	86
0-Ⅱb	60
0-Ⅱc	7
脉管侵袭阳性 (ly+∶v+)	15 (8∶12)*

*∶重复 5 例

表3 短期治疗效果 (*n*=157)

ESD	25
ESD+ELPS	132
一次性切除率	96.8%
R0 切除率	53.5%
水平切缘 (阳性∶不明确∶阴性)	25∶43∶89
垂直切缘 (阳性∶不明确∶阴性)	3∶13∶141
合用圈套器	5 (3.2%)
紧急气管切开	2 (1.3%)
治疗时间中间值 (范围)	30 (4～166) 分
术后并发症	
咽喉狭窄·吞咽困难	6 (3.8%)
误吸性肺炎	3 (1.9%)
皮下气肿	3 (1.9%)
变声·嘶哑	3 (1.9%)
喉头水肿	2 (1.3%)
术后出血	1 (0.6%)

3. 治疗后观察随访"切除和观察策略（resect and watch strategy)"

常规治疗后随访是每 3 个月由头颈部外科医生进行包含喉镜检查的身体检查，每 6 个月进行上消化道内镜检查，颈部超声、CT 检查。内镜治疗后，没有进行预防性的颈部清扫及放化疗（chemoradiotherapy，CRT）的，按照上面的随访方案进行，确认复发的再介入治疗，以"切除和观察策略（resect and watch strategy)"为基本[14]。

结果

1. 患者背景·疾病背景

患者背景显示在**表1**，病变背景显示在**表2**。男性 107 例，女性 8 例，年龄中间值为 69 (43～90) 岁。观察期间中间值为 37 (1～94) 个月。作为发现的契机，多是在其他脏器癌治疗前后行内镜检查发现的。食管癌病史 54 例，头颈部癌病史 23 例，头颈部放疗病史 24 例。病变主要的部位是中咽喉 17 处（后壁 7 处，侧壁 6 处，前壁 4 处），下咽喉 147 处病变（梨状隐窝 104 处，后壁 36 处，轮状后部 7 处）。主要肉眼观（0-Ⅰ∶0-Ⅱa∶0-Ⅱb∶0-Ⅱc）分别为 11∶86∶60∶7。肿瘤直径中间值为 16 (1～70) mm。病理组织学浸润深度（EP∶SEP）是 98∶66，最大肿瘤厚度的中间值是 400 (50～15 000) μm。侵犯淋巴管 8 例，静脉侵犯 12 例（重复 5 例）。

表4 术后并发症（咽喉狭窄·吞咽困难·误吸性肺炎）(*n*=8)

病例	并发症	年龄(岁)	性别	头颈部放射史	部位	技法	圈套器使用	一次切除/分割	治疗时间(min)	切除长径(mm)	肿瘤直径(mm)	扩张术(次数)	经过·转归
1	吞咽困难	87	M		下·中咽喉 梨状隐窝至侧壁	ELPS	无	一次性	83	49	43	无	改善
2	咽喉狭窄	69	M		下咽喉 后壁（入口旁侧）	ELPS	无	一次性	124	41	36	10	改善
3	喉头狭窄	64	M	喉癌 CRT	下咽喉 后壁（入口旁侧）	ELPS	有	一次性	100	20	11	6	改善
4	喉头狭窄	74	M	喉癌 RT	下咽喉 梨状隐窝至后壁至颈部食管	ESD	无	一次性	94	47	34	10	没有变化
5	喉头狭窄	74	F		下咽喉 后壁至颈部食管	ELPS	无	一次性	166	45	35	10	改善
6	喉头狭窄 误吸性肺炎	64	M		下咽喉 轮状后壁至梨状隐窝至后壁	ESD	有	分割切除	159	60	50	14	改善
7	误吸性肺炎	73	M	食管癌 RT	下·中咽喉 梨状隐窝至侧壁	ELPS	无	一次性	42	40	40	无	死亡
8	误吸性肺炎	82	M		下咽喉 轮状后部至梨状隐窝至后壁	ESD	有	分割切除	98	36	30	无	改善

RT：放射治疗；CRT：放化疗；ELPS：内镜下咽喉手术；ESD：内镜黏膜下剥离术

2. 短期效果

短期效果如**表3**显示。单独行 ESD 治疗的病例 25 例，合用 ELPS 治疗的病例 132 例。一次性切除率为 96.8%，R0 切除率为 53.5%。由于热变性及上皮剥离的原因导致水平切缘判断不明确的病例比较多，也是导致 R0 切除率低的原因。在预定时间内行 ESD/ELPS 后没能完全剥离，使用圈套器的病例有 5 例（单独行 ESD 3 例，ELPS 2 例）。治疗时间的中间值是 30（4~166）min。

术后偶发并发症咽喉狭窄、吞咽困难 6 例，误吸性肺炎 3 例，变声、嘶哑 3 例，术后出血 1 例，皮下气肿 3 例（有重复）。还有，因为喉头水肿在手术室行紧急气管插管 2 例。

咽喉狭窄、吞咽困难、误吸性肺炎的详细情况如**表4**显示。多数亚部位扩张的病变多，治疗时间延长，含有 ESD/ELPS 没能顺利完成，使用圈套器手法的困难的病例。

3. 局部复发

局部复发的只有 1 例。对梨状隐窝凹陷处的 19mm 的病变进行了 ESD 治疗，虽然可能是一次性切除，但是由于热变性及上皮剥离的原因导致不能判断水平切缘。57 个月后在瘢痕连接处发现病变，行 ELPS 切除，之后在随访中没有发现复发。

4. 淋巴结复发，远处转移复发

淋巴结转移复发确认有 9 例。详细情况在**表5**中记载。全部浸润深度在 SEP。排除 1 例，脉管侵袭阳性的病变有治疗经历。9 例全部进行了颈部淋巴结清扫。在进行头颈部癌术后有结节外浸润的病变推荐追加治疗[15]，9 例中 6 例伴有结节外浸润，5 例进行了颈部清扫追加治疗。虽

表5 淋巴结转移病例一览 （n=9）

病例	年龄(岁)	性别	部位 主要部位	肉眼观	肿瘤直径(mm)	浸润深度	最大厚度(μm)	ly	v	水平切缘	垂直切缘	技法	复发LNM	到复发时间(月)	转归	观察期(月)
1	67	M	中咽喉 后壁	中央	0-I	24	SEP	4375	1	0	阴性	阴性	ESD	左颈部	21	生存	94
2	64	M	下咽喉 后壁	中央	0-I	35	SEP	3250	1	1	阴性	阴性	ESD	左颈部	63	生存	90
3	64	M	下咽喉 梨状隐窝	右	0-IIa	50	SEP	2500	0	0	阳性	阳性	ESD→EMRC	右颈部	11	原发病死亡	26
4	77	M	下咽喉 后壁	中央	0-I	24	SEP	15 000	0	1	阴性	阴性	ESD	右锁骨上	59	生存	66
5	76	M	下咽喉 轮状后部	中央	0-IIa	27	SEP	2250	2	2	不明	阴性	ELPS	两侧颈部	2	生存	36
6	77	M	下咽喉 梨状隐窝	左	0-IIa	36	SEP	2250	0	1	不明	阳性	ELPS	左颈部	13	生存	29
7	60	M	下咽喉 梨状隐窝	右	0-I+IIa	31	SEP	3750	0	0	不明	阴性	ELPS	右颈部	18	生存	20
			下咽喉 后壁	右	0-IIa	16	SEP	2625	1	0	阴性	阴性	ELPS		8		
8	68	M	下咽喉 梨状隐窝	左	0-IIa	27	SEP	4500	1	1	不明	阴性	ELPS	左颈部	1	生存	10
9	62	M	下咽喉 轮状后部	中央	0-IIb	50	SEP	2250	3	1	阳性	阴性	ELPS	左颈部	3	生存	9

LNM：淋巴结转移者

然确认了有结节外浸润，因为全身状态不佳没有追加治疗的有1例，其后出现肺转移，在淋巴结转移复发后的15个月死亡，再没有向其他部位转移的病例。

5. 异时性多发

异时性多发的病变有25例。到复发的时间中间值为16个月，累及发生率3年期是25.8%，5年期是30.3%（**图2**）。

6. 长期治疗效果

全部生存期，3 年是 93.6%，5 年是 86.7%（**图 3a**）。疾病特异性生存期 3 年是 97.7%，5 年是 97.7%（**图 3b**）。

死亡的病例有 9 例。原发病病死的是之前叙述的淋巴结转移复发的 1 例，还有在内镜下治疗后 37 天出现误吸性肺炎在别的医院死亡的，不能否认和治疗相关联的病例 1 例。其他的癌症导致死亡的 4 例（肝 1 例，肺 1 例，胰腺 1 例），其他原因病死的有 3 例。

病例

[病例 1] 咽喉狭窄的病例（**图 4**）。

从下咽喉后壁向食管入口进展的低的隆起型病变（**图 4a、b**）。在全身麻醉下伸展喉头，大约是 2/3 周的病变（**图 4c、d**）。从口侧进行 ELPS 剥离，在食管侧行 ESD 一次性切除（**图 4e ~ i**）。治疗时间是 166min。为了预防咽喉狭窄，局部注射了曲安奈德 50mg。术后确认有皮下气肿，保守治疗。术后 32 天行内镜检查时常规的镜头可以通过。术后 41 天的内镜检查时常规的镜头不能通过，进行了第一次球囊扩张（**图 4j、k**）。之后，在 5 个月的时间累积进行了

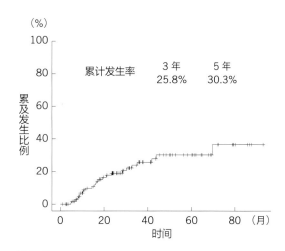

图2 异时性浅表型癌累及发生率

10 次的球囊扩张（**图 4l**），狭窄症状慢慢改善。没有出现误吸性肺炎及球囊扩张术后的出血、穿孔等并发症。从首次治疗开始 5 年 4 个月至今，没有特别限制，能经口进食，生存中无复发。

讨论

随着对咽喉浅表型癌的内镜治疗作为保留脏器、保留功能为目的的低损伤性治疗的普及，相关报告称长期效果良好[16-18]。即使在《头颈

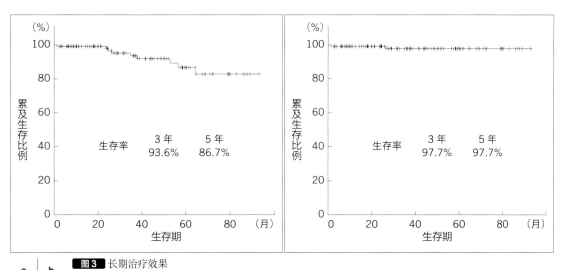

a | b **图3** 长期治疗效果
a 全生存期。
b 疾病特异性生存期。

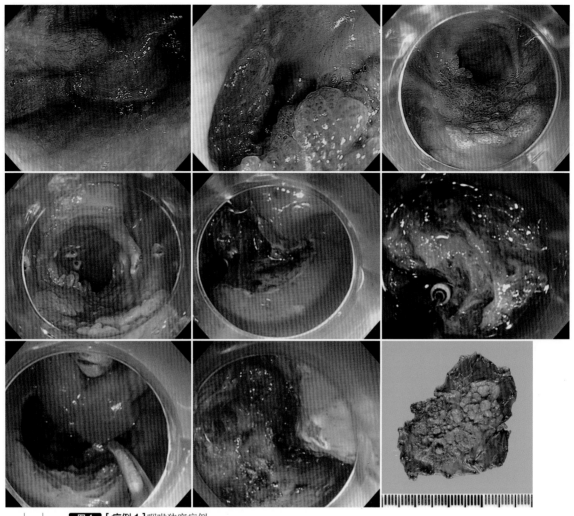

a	b	c
d	e	f
g	h	i

图4 [病例1] 咽喉狭窄病例

a 初次精查时。染色后后壁的病变在这个视野中没有显示出。

b 从下咽喉后壁到食管入口处发现隆起型病变。

c 在全身麻醉下将喉头上抬，有可能观察到病变的全体。

d 在食管入口处大约2/3周的病变。

e ELPS中使用电气刀进行剥离。

f IT knife nano进行剥离。

g 切除后的溃疡底部（咽喉侧）。

h 切除后的食管底部（食管侧）。

i 切除的标本（固定后进行碘染色）。35mm×22mm，SEP，肿瘤厚度2000μm，ly0，v0。

部癌诊疗指南（2013版）》中[15]，对于咽喉部浅表型癌治疗的选择，也记载了经口的切除法。特别是对于EMR困难的部位及肿瘤直径变化的病变，进行ESD/ELPS有可能一次性切除。耳鼻喉科医生（头颈部外科医生）在能进行ELPS的医疗机构中希望导入ELPS，但在耳鼻喉科医生人员不足的医院机构中，那么消化内镜医生不得不担当治疗医生，这种情况下会选择ESD。随着ELPS的开发，虽然大部分咽喉部浅表型癌是可以治疗的，但操作空间狭窄，容易干扰ELPS设备，从梨状隐窝深处到食管入口近侧剥离时，合用ESD是非常有用的。特别是对于向食管内进

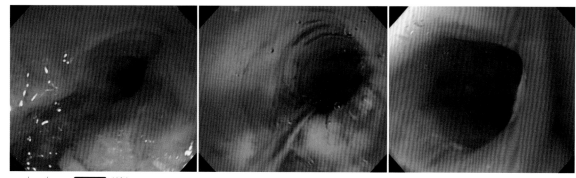

j | k | l **图4**（续）
j, k 对狭窄处反复进行球囊扩张。
l 球囊扩张10次以后。

展的病例，混合治疗是有用的[19]。并用钳子牵引的方法也是安全有效的。

另一方面，对于从下咽喉深部到食管入口近旁侧的广范围进展的病变，即使使用ESD和ELPS合用的混合法治疗也是困难的，还有切除后咽喉狭窄的问题。因为吞咽功能障碍导致了生活质量（quality of life，QOL）低下，还有由于误吸有时候会致命等的问题。内镜下扩张术需要多次、长期地进行，加重了身体上及医疗经济上的负担，也承担了穿孔、出血等偶发症的风险。

由于下咽喉梨状隐窝凹陷深部及食管入口附近的病变通常观察不充分，在手术室治疗时，可以将喉头上抬，确保了手术视野，明确地将初次病变全景充分地观察，这也是很好的经验。当然不论狭窄、误吸的风险，也还有治疗终止及选择其他治疗方法，术前向患者就情况进行充分的、详细的说明，取得理解和同意是非常有必要的。

对于在食管针对内镜治疗后的狭窄，有报道称，使用类固醇或是PGA（polyglycolic acid，聚羟基乙酸）膜是有用的，对于咽喉狭窄有可能也是有用的[20]，作者所在医院也积极地试着进行了。还有为了预防术后瘢痕狭窄，也向患者介绍了瓦氏位法。预防狭窄和狭窄时的处理，还有关于病变的部位及尺寸等关于内镜治疗的适应证，也是今后讨论的课题。

治疗后随访观察的方法和间隔还没有明确的指示。异时性病变的发生率比较高，但是有可能在内镜下治疗，所以考虑以内镜作为随访的方法是比较妥当的。

与淋巴结转移复发既往的报道[16, 18]同样，脉管侵犯阳性的病例也是高频率的，虽然认为是重要的危险因子，但是对脉管侵袭阳性的病例是否预防的追加治疗也还是有讨论的余地。像咽喉区域的CRT，在急性期及晚期担心黏膜损害及吞咽困难为首发的危险事件。将来有必要行CRT的病变病例中也有异时性发生的可能的咽喉癌患者，在浅表型癌治疗后的追加治疗的适应证及治疗的时间有必要在今后进行讨论。还有，其他癌症导致死亡的发生率也很高，留意其他脏器癌症的治疗及随访策略是很重要的。

在这次的讨论中，除了1例淋巴结转移复发的局部治疗的病情可能得到控制，疾病特异性的生存期是良好的。还没有含有咽喉摘除的追加外科治疗的病例，显示"resect and watch strategy"是妥当的结果。

总结

在作者所在医院对咽喉部浅表型癌进行ESD/ELPS的内镜治疗的效果进行讨论。一次性切除率高，局部复发率低。另一方面，异时性多发病变的发生率高，显示了有必要进行随访。虽然术后并发症的发生率低，在范围广的病变中操作难度提高，治疗后咽喉狭窄及吞咽困难也是问题。内镜治疗的适应证及对于狭窄的预防及处理也是今后需要讨论的课题。

参考文献

[1] Schwartz LH, Ozahin M, Zhang GN, et al. Synchronous and metachronous head and neck carcinomas. Cancer 74：1933-1938, 1994

[2] Muto M, Minashi K, Yano T, et al. Early detection of superficial squamous cell carcinoma in the head and neck region and esophagus by narrow band imaging：a multicenter randomized controlled trial. J Clin Oncol 28：1566-1572, 2010

[3] Watanabe A, Tsujie H, Taniguchi M, et al. Laryngoscopic detection of pharyngeal carcinoma in situ with narrow band imaging. Laryngoscope 116：650-654, 2006

[4] 田中雅樹，角嶋直美，滝沢耕平，他．中・下咽頭・喉頭病変の拡大内視鏡像．胃と腸 51：545-553, 2016

[5] Inoue H, Takeshita K, Hori H, et al. Endoscopic mucosal resection with a cap-fitted panendoscope for esophagus, stomach, and colon mucosal lesions. Gastrointest Endosc 39：58-62, 1993

[6] Ono H, Kondo H, Gotoda T, et al. Endoscopic mucosal resection for treatment of early gastric cancer. Gut 48：225-229, 2001

[7] Fujishiro M, Yamaguchi H, Nakanishi Y, et al. Application of endoscopic mucosal resection for hypopharyngeal cancer. Dig Endosc 13：220-224, 2001

[8] 永井鑑，川田研郎，西蔭徹郎，他．食管癌に重複する下咽頭表在癌の診断と内視鏡治療．消内視鏡 15：423-429, 2003

[9] 大森泰，川浦光弘，横山顕．中下咽頭表在癌の内視鏡診断と治療．日気管食管会報 53：167, 2002

[10] 小山恒男，高橋亜紀子，北村陽子，他．中・下咽頭表在癌の内視鏡治療—ESD の立場から．胃と腸 45：253-263, 2010

[11] 佐藤靖夫，大森泰，田川崇正．下咽頭表在癌の手術治療—内視鏡的咽喉頭手術〔ELPS〕の経験．日耳鼻会報 109：581-586, 2006

[12] 佐藤靖夫，大森泰，横山顕，他．喉頭温存手術の現状と将来展望—照射後下咽頭癌に対する，内視鏡的咽喉頭手術〔ELPS〕による喉頭温存の可能性．頭頸部癌 32：315-320, 2006

[13] 佐藤靖夫，大森泰，横山顕，他．中・下咽頭表在癌および咽喉頭表在癌における診断と治療—耳鼻咽喉科の立場から．消内視鏡 18：1407-1416, 2006

[14] Imai K, Tanaka M, Hasuike N, et al. Feasibility of a "resect and watch" strategy with endoscopic resection for superficial pharyngeal cancer. Gastrointest Endosc 78：22-29, 2013

[15] 日本頭頸部癌学会〔編〕．頭頸部癌診療ガイドライン 2013 年版．金原出版, 2013

[16] 川久保博文，大森泰，安藤崇史，他．中・下咽頭表在癌の長期予後．胃と腸 45：265-281, 2010

[17] Satake H, Yano T, Muto M, et al. Clinical outcome after endoscopic resection for superficial pharyngeal squamous cell carcinoma invading the subepithelial layer. Endoscopy 47：11-18, 2015

[18] Yoshio T, Tsuchida T, Ishiyama A, et al. Efficacy of double-scope endoscopic submucosal dissection and long-term outcomes of endoscopic resection for superficial pharyngeal cancer. Dig Endosc 29：152-159, 2017

[19] 川久保博文，大森泰，中村理恵子，他．下咽頭・頸部食管表在癌に対するハイブリッド内視鏡治療—適応と限界，長期予後．消内視鏡 28：97-103, 2016

[20] 川久保博文，大森泰，中村理恵子，他．下咽頭癌 ESD/ELPS 後狭窄の実態と狭窄予防への対策．消内視鏡 25：688-691, 2013

Summary

Clinical Course of Superficial Pharyngeal Cancer Treated by Endoscopic Resection

Kazuya Hosotani[1], Masaki Tanaka,
Tomoyuki Kamijo[2], Masao Yoshida[1],
Noboru Kawata, Naomi Kakushima,
Kohei Takizawa, Sayo Ito,
Kenichiro Imai, Kinichi Hotta,
Tetsuro Onitsuka[2], Hiroyuki Ono[1]

This study included 115 patients who were treated from March 2005 to December 2016 in our cancer referral center. The en bloc and R0 resection rates were 96.8% and 53.5%, respectively. Pharyngeal stenosis and aspiration pneumonia were observed in six patients, and local recurrence was observed in one. Lymph node metastasis after endoscopic resection occurred in nine patients. With a median follow-up period of 37 months, the overall 5-year and cause-specific survival rates were 86.7% and 97.7%, respectively. Further studies are needed to identify indications for the endoscopic wide resection of lesions that may cause pharyngeal stenosis.

[1] Department of Endoscopy, Shizuoka Cancer Center, Shizuoka, Japan
[2] Department of Head and Neck Surgery, Shizuoka Cancer Center, Shizuoka, Japan

对咽喉·颈部的浅表型癌进行内镜治疗的适应证及界限

——从 ELPS 的角度来看

川久保 博文[1]

大森 泰[2]

真柳 修平[1]

中村 理惠子

北川 雄光

概述●近些年，在咽喉·颈部食管区域，发现很多的浅表型癌，咽喉·颈部食管浅表癌的诊断及治疗引起了很大的关注。作者们针对咽喉浅表型癌开发并使用了 ELPS 治疗。ELPS 对咽喉区域几乎所有的病变都能做到切除，即使是广范围的病变在短时间也可能被安全地切实性地切除。只是，病变超过食管入口的话，到达颈部食管即使上抬喉头操作空间也变得狭窄，可使用钳子干预。因此，在食管入口到颈部食管的病变适宜用 ESD 治疗。从下咽喉到颈部食管对于连续的浅表型癌，下咽喉处适宜使用 ELPS，食管处适宜使用 ESD 切除的混合内镜手术。对咽喉·颈部食管浅表型癌的内镜治疗根据切除部位选择合适的 ELPS 或是 ESD 是非常重要的。

关键词　　ELPS　ESD　混合内镜治疗（hybrid endoscopic treatment）

[1] 慶應義塾大学医学部一般·消化器外科　〒160–8582 東京都新宿区信濃町 35
　　E–mail：hkawakubo@keio.jp
[2] 川崎市立井田病院外科

介绍

近年的混合内镜及 NBI（narrow band imaging）系统，随着放大内镜技术的进步，内镜诊断精确度显著地提高了。一直以来的上消化道内镜检查即使没有直接通过咽喉·颈部食管区域也能发现很多的浅表型癌，咽喉·颈部食管浅表型癌的诊断及治疗引起了非常大的关注。

咽喉癌多是在进展期被发现，有必要进行放化疗或是手术等高度侵袭性的治疗。对于咽喉癌的手术多是伴有咽喉摘除的手术，因为不能发声了，术后的生活质量（quality of life，QOL）非常低。还有，永久性的气管孔道及颈部创伤在外貌方面也有很多缺点。另一方面，放射线引起的有

害事件也比较多，如放射性皮炎、咽喉炎、唾液分泌障碍、味觉障碍等，也是治疗后 QOL 低下的原因。因此，对咽喉癌行内镜治疗有可能保留脏器，术后 QOL 高，与其他脏器的内镜治疗相比较也有很大的优点。咽喉浅表型癌是消化内镜医生在内镜筛查，特别是食管癌的重复性癌[1–6]的随访过程中被发现的。因此，对于食管浅表型癌，可以应用 EMR（endoscopic mucosal resection）及 ESD（endoscopic submucosal dissection）[7, 8]，两者是有可能保留功能的低侵袭性治疗手段。根据这个现状，作者们对咽喉浅表型癌，开发并施行了 ELPS（endoscopic laryngopharyngeal surgery）[9–12]。ELPS 即使用弯曲型喉镜将喉头展开，经口插入钳子及电刀，在内镜辅助下对上皮下层进行剥离

的技术。这种技术对咽喉区几乎所有的病变都可能切除，即使范围广泛的病变也能在短时间内被安全、切实地一次性切除。在通常视野展开困难，解剖学上多是凹凸不平起伏的区域，不能容易地观察到病变的全貌。但是，使用弯曲型喉镜能上抬咽喉，使下咽喉到颈部食管能广泛地展开，大体上能看清楚这个区域的全貌。

在外科手术切除病变的时候，把持切除的组织，对切除面垂直的方向进行牵拉，用电刀等设备切除是基本操作。ELPS 中在咽喉区即使是凹凸不平或是起伏多的地方，左手使用钳子也能容易地保持适当的牵引力，常常对切除面进行垂直牵引，可能进行 3D 牵引。

ELPS 对中下咽喉的全部区域都有可能广范围地切除，病变超过食管入口部，到达颈部食管的，即使咽喉上抬操作空间也比较狭窄，可使用钳子干预。因此，食管入口到颈部食管的病变适应宜行 ESD。这个区域的内镜治疗根据切除部位选择 ELPS 和 ESD 是非常重要的。

内镜治疗的适应证

在咽喉部浅表型癌的研究会上，咽喉部浅表型癌被定义为"癌的进展止于上皮下层"。咽喉癌与食管、胃及大肠癌不一样，病变的浸润深度及大小与淋巴结转移之间的关系没有充分地讨论。因此，关于不伴有淋巴结清扫的内镜治疗的适应证没有临床证据。在现阶段考虑以下的病变。

绝对适应证：

(1) 术前检查没有淋巴结的转移。

(2) 内镜下浸润深度是上皮内癌。

相对适应证：

(1) 术前检查确认没有淋巴结转移。

(2) 内镜下浸润深度是上皮下层癌。

咽喉颈部食管区域的手术及放化疗法的侵袭特别大，淋巴结转移多是局限于颈部淋巴结，发现转移后即使进行颈部清扫术也有可能根治，这扩大了内镜治疗的适应证。例如，对于放化疗后发生的咽喉癌，即使肿瘤一部分浸润到肌层，如果确保垂直切缘，也能切掉肌层。

颈部食管浅表型癌的内镜治疗的适应证以食管癌的内镜治疗适应证为标准。近些年，对食管浅表型癌的治疗，推测对于浸润深度到 T1b-SM1 为止的积极进行 ESD 治疗。就是对于环周的病变，在局部注射类固醇在一定程度上也可以控制狭窄，亚全周切除及全周切除也是积极可行的。在治疗颈部食管癌的 ESD 中，作为追加治疗，多是进行化疗，因为难以控制狭窄，应该避免与胸部食管癌一样采用 ESD。对于亚全周及全周性病变有必要进行 ESD 的病例，浸润深度就算是很浅也不应该施行诊断性的 ESD，应该考虑放疗或是化疗。因此，颈部食管浅表型癌的内镜治疗的适应证是推测浸润深度到 T1a-MM，颈部食管 3/4 切除为止。在此之上的全周性切除，因为术后有可能需要多次的内镜下扩张，对于延迟实施追加治疗需要充分地随访。特别是从下咽喉到颈部食管覆盖的区域的浅表型癌的内镜下适应证，在临床表现是 N0，推测深度是下咽喉到 SEP，颈部食管是 MM，原则上食管入口的切除是到半周为止。

内镜治疗的技法

1. 麻醉

使用吸入麻醉和静脉麻醉的常规全身性麻醉进行手术。作者们所在的医院使用聚丙烯 + 氯化锶，使用 N20+ 七氟醚维持，根据情况使用维库溴铵。

2. 喉头展开

使用佐藤式弯曲喉镜（**图 1a**）展开喉头，使下咽喉到食管入口的视野展开（**图 1b ~ d**）。

(1) 为了预防由于喉镜压迫牙齿造成损伤，在上面的牙槽安装牙齿保护器，使用角度加宽的保护器让嘴角展开。牙齿保护器，是术前从口腔科取来的，根据各种各样的牙齿类型制作的。

(2) 气管插管在上口唇正中固定，用手将舌头拉出，插入弯曲型喉镜，之后插入镜头，在内镜指导下沿着气管插入，喉镜前段将声带向上放置（**图 1b**），抬高喉头（**图 1c**），使用喉镜支撑台固定（**图 1d**）。

3. 主病变的精查和副病变的随访

在内镜室的内镜检查中，把握病变等的全体像比较困难，根据喉头的展开有可能观察到中·下咽喉全貌。首先，要能正确地把握病变对象的病变类型、病变范围及最深处的浸润深度。再加上，对有无副病变进行精查，做计划性切除。

4. ELPS 的技法

对咽喉病变进行内镜下 ELPS 治疗。ELPS 中对即使是凹凸不平或是起伏比较多的部位，左手使用钳子能够容易地保持适当的牵引，常常在切除面的对侧垂直牵引，可能形成 3D 牵引。与 ESD 比较，可能更容易在短时间内切实地切除病变。

患者取仰卧位，术者和助手站在患者的头侧，采用相同的模式，一边看着一边做手术（**图 1e**）。进行碘染后，经口插入电刀，在病变界限外的 1 ~ 2mm 处使用凝固模式进行全周性标记（**图 1f**）。在病变周围使用肾上腺素 + 生理盐水进行局部注射，经口插入的钳子将病变提拉起来，给予适当的提拉，使用电刀（swift coagulation）将上皮下层剥离（**图 1h**），将病变一次性切除（**图 1i**）。病变切除后，出血部位及露出的血管使用电刀（forced coagulation）烧灼的技术，治疗结束（**图 1**）。ELPS 可在短时间内安全有效地广范围地一次性切除病变。还有，根据病变的浸润深度有可能对切除的深度进行调节，根据情况，也可以切除肌层。硬腭、会厌裂、舌根部等部位使用 ESD 即使切除困难也是有可能安全地切除的。

5. 混合内镜治疗的技术

ELPS 对中下咽喉全部区域有可能进行广范围的切除，不问部位和尺寸的大小。只是超过了食管入口，到达颈部食管时操作空间狭小，如果使用钳子干预，从食管入口可以用 ESD 将颈部食管的病变切除。

在施行了碘染后，经口插入电刀在病变外侧 1 ~ 2mm 处使用凝固模式对全周进行标记。在食管入口附近经口插入内镜和左手的钳子，右手用电刀，内镜设定 ESD 的模式，经内镜插入圈套器的前端进行标记。经内镜在病变周围使用肾上腺素 + 生理盐水进行局部注射，在标记的外侧 1 ~ 2mm 处使用电刀（end cut 或是 dry cut）进行全周切开。首先，ELPS 技术是从口侧开始的，通过钳子干预实施 ESD。经内镜下在病变直下方局部注射肾上腺素加生理盐水，从口侧开始使用 ELPS 对上皮下层进行剥离。

病变的肛侧要是在食管入口周边的话，在能全周切除的情况下，使用左手的钳子将病变牵引出来。因此没有钳子的干预，使用 ELPS 也有可能切除完病变。病变到颈部食管连续的话，左手用钳子将病变一边进行牵引，一边在内镜下使用 ESD 模式，用 ESD 的手法将颈部食管的黏膜下层进行剥离，完成切除。病变切除后，出血部位及露出的血管使用电刀（forced coagulation）进行烧灼。颈部食管切除达到半周以上的情况下，为了预防狭窄，在黏膜下层注射泼尼松，治疗结束。

内镜治疗的病例（困难病例）

合并有食管癌，同时性、异时性多发的中下咽喉浅表型癌数次进行 ELPS，结果提示了集中的治疗和内镜治疗的界限病例，也提示了从咽喉到颈部食管的病变 ELPS + ESD 混合型内镜治疗的病例。

［病例 1］ 70 多岁，男性。

以疲劳感为主诉来进行上消化道内镜检查，发现距门齿 35 ~ 39cm 的下消化道食管癌，经介绍来到作者所在医院（**图 2a**）。在作者所在医院进行精查，诊断食管癌是 Lt，cType 1，cT2N0M0，cStage Ⅱ。同时在内镜检查中发现下咽喉左后壁和中咽喉右侧壁也有浅表型癌。下咽喉左后壁的病变有区域性的发红和内部凹凸不平，诊断为浅表型咽喉癌 Type 0-Ⅱa + Ⅱb，浸润深度为 SEP（**图 2b**）。中咽喉右侧壁的病变是软腭处的伴有发红的平坦型病变，在右腭弓有直立的肿瘤，中咽喉癌诊断为 Type 1 + 0-Ⅱb，浸润深度为 MP（**图 2c**）。本病例优先进行食管癌的治疗，术前 FP 治疗（顺铂 80mg/mm² 1 天 + 氟

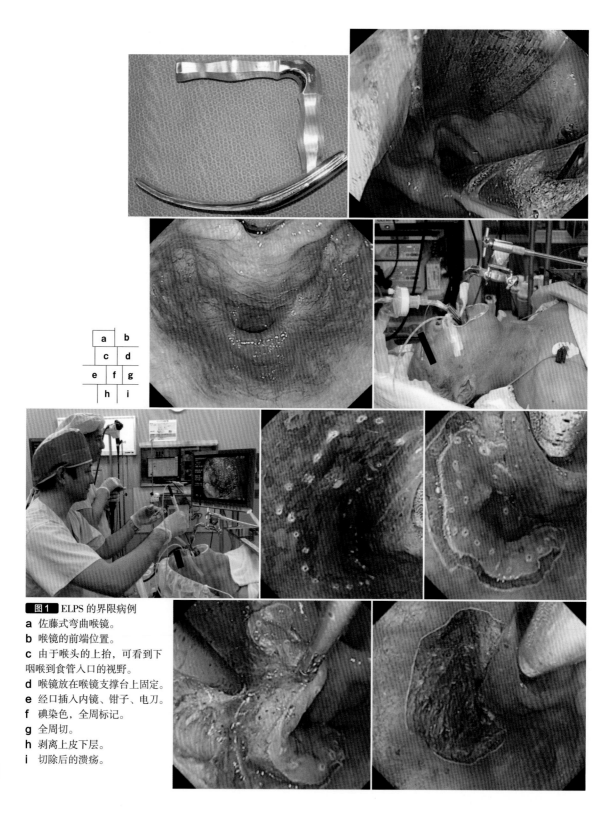

图1 ELPS 的界限病例

a 佐藤式弯曲喉镜。

b 喉镜的前端位置。

c 由于喉头的上抬，可看到下咽喉到食管入口的视野。

d 喉镜放在喉镜支撑台上固定。

e 经口插入内镜、钳子、电刀。

f 碘染色，全周标记。

g 全周切。

h 剥离上皮下层。

i 切除后的溃疡。

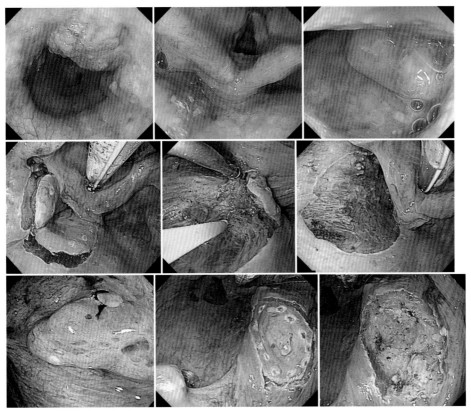

<table>
<tr><td>a</td><td>b</td><td>c</td></tr>
<tr><td>d</td><td>e</td><td>f</td></tr>
<tr><td>g</td><td>h</td><td>i</td></tr>
</table>

图2 [病例1]ELPS 的界限病例

a 距门齿 35～39cm 的食管下段的进展期食管癌。

b 在下咽喉左后壁可见区域性的发红和颗部凹凸不平。

c 中咽喉软腭处发现伴有发红的平坦型病变，右腭弓处有凸起的肿瘤。

d～f 术后 2 个月后，下咽喉的病变由于化疗缩小了，虽然形成了瘢痕化，残留一部分肿瘤，使用 ELPS 进行了全周切除。

g～i 因为中咽喉的病变在扁桃体上有肿瘤残留，ELPS 将右侧扁桃体合并切除。

尿嘧啶 800mg/mm² 1～5 天）两个周期后，在胸腔镜下行胸部食管全切，清除 3 个区域的淋巴结，对颈部食管和胃进行吻合，术后 17 天出院。

术后两个月以咽喉癌精查为目的行内镜检查，中咽喉、下咽喉的两处病变由于化疗的效果虽然有缩小，但那时怀疑还有一部分肿瘤残留，对残留部位进行 ELPS 切除（**图2**d～f）。

中咽喉的病变在扁桃体上存在，因为有像扁桃体隐窝处浸润的可能。ELPS 中对右侧扁桃体进行了合并切除（**图2**g～i）。病理组织学诊断上，下咽喉病变是 squamous cell carcinoma，SEP，ly0，v0，HM0，VM0，中咽喉的病变诊断为 squamous cell carcinoma，EP，ly0，v0，HM0，VM0，完全切除，没有残留。

图2（续）

j ~ m 在术后 1 年的内镜检查中以为化疗消失了的病变，在中咽喉软腭区发现了发红的平坦型的病变，碘染色的不染区用 ELPS 进行了切除。

n 第 2 次 ELPS 后的 6 个月。

o 第 2 次 ELPS 后的 1 年。

p 第 2 次 ELPS 后的 1 年及 6 个月。

q 第 2 次 ELPS 后的 2 年，在中咽喉右侧壁发现伴有角化的发红的平坦型病变。

r ~ u 在中咽喉右侧壁到软腭的发红的平坦型的病变，碘染不染区从中咽喉右腭弓、软腭及硬腭进行了 ELPS 切除。

j	k
l	m
n	o	p
q	r
s	t	u

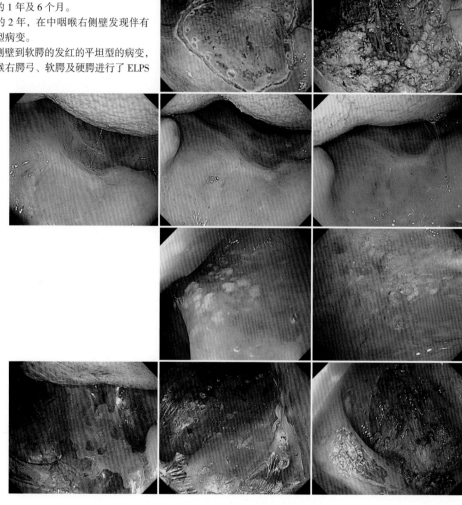

在术后 1 年进行内镜检查，发现认为因化疗消失的中咽喉软腭处的发红的平坦型病变，使用 NBI 放大观察发现异常增生的血管，诊断为 0- Ⅱb 型浅表型癌，对碘染色不染区进行 ELPS 切除（**图 2j ~ m**）。病理组织学诊断为 squamous cell carcinoma，SEP，ly0，v0，HM0，VM0。

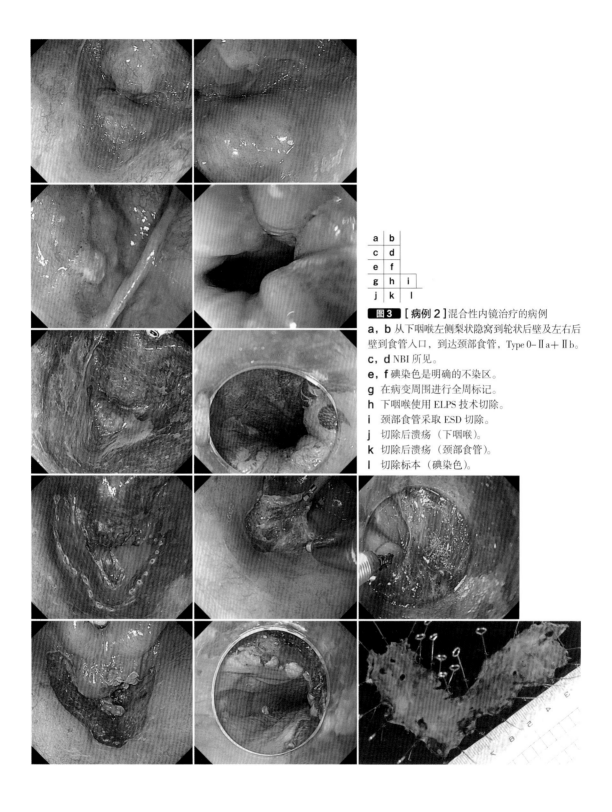

图3 [病例2]混合性内镜治疗的病例

a，b 从下咽喉左侧梨状隐窝到轮状后壁及左右后壁到食管入口，到达颈部食管，Type 0–Ⅱa＋Ⅱb。

c，d NBI 所见。

e，f 碘染色是明确的不染区。

g 在病变周围进行全周标记。

h 下咽喉使用 ELPS 技术切除。

i 颈部食管采取 ESD 切除。

j 切除后溃疡（下咽喉）。

k 切除后溃疡（颈部食管）。

l 切除标本（碘染色）。

在之后每 6 个月进行内镜随访观察，没有复发（图 2n ~ p），在 2 年后的内镜检查下发现中咽喉右侧壁伴有角化的发红的平坦型病变（图 2q）。碘染的不染区分布在中咽喉右腭弓到软腭、硬腭，进行了 ELPS 切除（图 2r ~ u）。病理组织学诊断为 squamouscell carcinoma，SEP，ly0，v0，HM0，VM1。因为向上皮下层浸润，垂直切缘是阳性，从内镜治疗界限来考虑，在 ELPS 后溃疡改善后行放疗。第二次的 ELPS 后经过 2 年，在随访检查中没有复发。

[病例 2] 60 岁年龄段男性。

对食管浅表型癌 ESD 后随访观察的上消化道内镜检查发现下咽喉癌。病变是在下咽喉左侧梨状隐窝凹陷到轮状后壁及左右后壁到食管入口，到达了颈部食管（图 3a ~ f）。内镜下诊断为 Type 0-Ⅱa＋Ⅱb，浸润深度是下咽喉部到 EP，颈部食管是 LPM，在下咽喉采取 ELPS，颈部食管采用了 ESD 进行了混合性内镜治疗（图 3g ~ k）。因为在轮状后壁进行了广范围的切除，对术后喉头水肿进行了气管切开。为了预防食管入口处狭窄，进行了 2 次球囊扩张术。切除尺寸是 80mm×58mm，肿瘤尺寸是 72mm×48mm，病理组织学诊断 quamous cell carcinoma，INFb，EP（下咽喉），pT1a（EP）（食管）ly0，v0，HMX，VM0（图 3l）。ELPS 后经过 7 年 6 个月，确认无复发生存中，在其他医院进行随访观察。

总结

ELPS 中在咽喉部即使是凹凸不平及起伏多的部位，左手持钳子也能保持适当牵引，通常垂直于切离面有可能进行 3D 牵引，在咽喉区域 ESD 有可能比较容易地短时间切实地切除病变。另一方面，因为越过食管入口使用钳子干预，对颈部食管的病变有必要使用 ESD 的技术。因此，对从下咽喉到食管入口处，到达颈部食管的病变，染色后使用 ELPS，食管使用 ESD 切除的混合性内镜手术是有用的。根据病变的部位，适当地选择 ELPS 及 ESD，对咽喉·颈部食管的内镜治疗是很重要的。

参考文献

[1] Slaughter DP, Southwick HW, Smejkal W. Field cancerization in oral stratified squamous epithelium: clinical implications of multicentric origin. Cancer 6: 963-968, 1953

[2] Yokoyama A, Muramatsu T, Omori T, et al. Alcohol-related cancers and aldehyde dehydrogenase-2 in Japanese alcoholics. Carcinogenesis 19: 1383-1387, 1998

[3] Yokoyama A, Omori T. Genetic polymorphisms of alcohol and aldehyde dehydrogenases and risk for esophageal and head and neck cancers. Jpn J Clin Oncol 33: 111-121, 2003

[4] 横山顕，大森泰，横山徹爾．大酒家の食管扁平上皮癌におけるアルコール代謝酵素の関連からみた多発癌および口腔咽喉と胃の多臓器重複癌．胃と腸 38: 339-348, 2003

[5] 幕内博康，島田英雄，千野修，他．食管癌手術症例にみられる他臓器重複癌 EMR 症例も含めて．胃と腸 38: 317-330, 2003

[6] 横山顕，大森泰，横山徹爾，他．大酒家における食管表在癌内視鏡切除後の 2 次癌—癌のない大酒家の長期経過との比較．胃と腸 42: 1365-1374, 2007

[7] 幕内博康，町村貴郎，水谷郷一，他．表在食管癌に対する Endoscopic surgery．手術 46: 603-609, 1992

[8] Oyama T, Tomori A, Hotta K, et al. Endoscopic submucosal dissection of early esophageal cancer. Clin Gastroenterol Hepatol 3: S67-70, 2005

[9] 佐藤靖夫，大森泰，横山顕，他．中・下咽頭表在癌および咽喉頭表在癌における診断と治療—耳鼻咽喉科の立場から．消内視鏡 18: 1407-1416, 2006

[10] 佐藤靖夫，大森泰，田川崇正．下咽頭表在癌の手術治療—内視鏡的咽喉頭手術 (ELPS) の経験．日耳鼻会報 109: 581-586, 2006

[11] 佐藤靖夫，大森泰，横山顕，他．照射後下咽頭癌に対する，内視鏡的咽喉頭手術 (ELPS) による喉頭温存の可能性．頭頸部癌 32: 315-320, 2006

[12] 川久保博文，大森泰，安藤崇史，他．中・下咽頭表在癌の長期予後．胃と腸 45: 265-281, 2010

Summary

Indication of Endoscopic Treatment for Superficial Carcinoma of the Cervical Esophagus and Pharynx

Hirofumi Kawakubo[1], Tai Omori[2], Syuhei Mayanagi[1], Rieko Nakamura, Yuko Kitagawa

Early diagnosis and early treatment are the best methods for improving the prognosis of patients with cancer. We developed the endoscopic laryngopharyngeal surgery (ELPS), a transoral endoscopic surgery, as an endoscopic treatment for superficial pharyngeal carcinoma. After lifting the larynx using a curved-type laryngoscope, the endoscopist inserts the endoscope, and the operator transorally inserts the forceps and electric device and resects the superficial pharyngeal carcinoma. ELPS has not been applied for cervical esophagus carcinoma because of the narrow working space. ESD is applied instead of ELPS for endoscopically treating cervical esophagus carcinoma. We developed a hybrid endoscopic surgery（ESD+ELPS）for borderline lesions between the cervical esophagus and hypopharynx. Based on the location of the tumor, ELPS or ESD should be used.

[1] Department of Surgery, Keio University School of Medicine, Tokyo
[2] Department of Surgery, Kawasaki Municipal Ida Hospital, Kawasaki, Japan

主题　　咽喉·颈部食管癌的诊断和治疗

颈部食管癌的内镜诊断

门马 久美子[1]

藤原 纯子

三浦 昭顺[2]

长沼 有加[1]

松井 俊大[2]

铃木 邦士

千叶 哲磨

堀口 慎一郎[3]

比岛 恒和

吉田 操[4]

摘要●以 2007—2016 年颈部食管浅表型癌 55 例（男性 46 例，女性 9 例）57 处病变为对象进行讨论。其他医院发现 8 例 8 处病变（14.0%），在作者所在医院发现 47 例 49 处病变［86.0%，（食管癌 EMR/ESD 后 36.8%，食管癌术后 26.3%，同时性多发癌 7.0%，其他脏器癌 10.5%，一般检查 5.3%）］。在作者所在医院的内镜检查中，插入内镜时以白光为主体，拔出内镜时使用 NBI 观察。插入内镜时在白光观察中发现 13 处病变中的 6 处病变（46.2%），T1a-MM 深部癌。拔出时 NBI、观察中发现 21 处病变中 17 处病变（81.0%），伴有 2 处病变是 T1b-SM 的深度，大部分是到 T1a-LPM 的癌。含有食管入口近侧的 3 处病变，有 6 处病变是在附着装置的帮助下发现的。57 处病变的肿瘤直径，最小是 2mm，最大 43mm，病变大约 80% 是 20mm 以内的。病变类型，0-Ⅰ 型 2 处病变（3.5%），0-Ⅱa 型及 0-Ⅱa 型的混合型有 10 处病变（17.5%），0-Ⅱb 型病变 7 处（12.3%），0-Ⅱc 型病变 38 处（66.7%）。浸润深度 T1a-EP 癌 32 处（56.1%），T1a-LPM 癌 12 处（21.1%），T1a-MM 癌 7 处（12.3%），T1b-SM2 癌 2 处（3.5%），T1b-SM2 癌 4 处（7.0%），到 T1a-LPM 为止的癌约占 77%。T1a-MM 癌 1 处、T1b-SM2 癌 2 处共 3 处病变中发现脉管侵袭阳性，T1b-SM1 癌的 1 处病变是 INFc。因为非常有效地发现颈部食管浅表型癌，以有食管癌病史、有多发碘染不染的病例为中心，在使用镇静剂的情况下进行内镜检查，使用 NBI 观察。颈部食管的内镜观察越过食管入口，行至咽喉，与病变不能保持距离的话，使用辅助装置透明帽、罩子等观察。

关键词　　颈部食管癌　图像加强内镜　提取诊断　内镜诊断

[1] がん感染症センター一都立駒込病院内視鏡科
　　〒113-8677 東京都文京区本駒込 3 丁目 18-22　　E-mail : momma@cick.jp
[2] 同　食管外科
[3] 同　病理科
[4] 早期胃癌検診協会

介绍

在上消化道内镜检查（esophagogastroduodenoscopy，EGD）中使用图像加强内镜，能发现更早期、更小的病变。因此，要是进行内镜检查的话，虽然想无论什么样的病变都能被发现，根据病变存在的部位，怀疑存在病变，不努力地去发现的话，也有看不到的病变。颈部食管癌即使送气也不能够充分扩张[1, 2]，特别是，存在于食管入口处的癌，是发现困难的一种癌。本文，总结颈部食管浅表型癌作者检查的病例，关于背景因子、观察的要点、发现的窍门及浸润深度的诊断等，结合内镜诊断的现状进行叙述。

食管的解剖学位置

根据《食管癌的治疗原则（第11版）》[3]，食管被定义为"从食管入口处到食管胃的连接处为止"。食管入口处与轮状软骨的下缘水平一致，颈部食管由食管入口部到胸骨上缘，这个是从定义食管与周围内脏器官的关系来看占据部位的，不是内镜从口侧开始的距离。在内镜下清楚的血管形态，虽然在食管入口处是栅栏状血管，在下咽喉也可见栅栏状血管，但只用血管形态不能定义部位[4]。由于身长、体形等有个人差异，比较的时候必须要有一定的标准。一般来说，第一生理狭窄部是食管入口，及距门齿15cm处，颈部食管大约5cm程度，本文以距门齿15～21cm的作为收集的病变对象。

颈部食管的观察方法

作者们，使用非放大的经口内镜检查。即使意识到在喉头有病变的可能，也开始从咽喉部分观察，观察右梨状隐窝凹陷、左梨状隐窝凹陷后将内镜插入食管内。对于咽喉反应强烈的患者，对颈部食管行详细观察，主要是在拔出内镜时进行，在插入内镜时只是确认有没有大的病变。在食管内插入后，进内镜至距门齿25cm为止，食管内用水冲洗，距门齿20cm时用内镜向上提拉观察。插入内镜时，主要是在白光下观察食管黏膜的色调变化、表面性状及有无凹凸等，即使轻微的变化被认为异常的话，也要使用NBI（narrow band imaging）观察，根据异常表现使用放大等精密检查。不要忘记的是，食管病变大约有20%是多发病变，发现病变后也要仔细观察有无多发病变，观察了其他部位（胃·十二指肠）后，拔出内镜时，不论有无食管病变，必须进行NBI观察。一边拔出一边到距门齿20cm进行观察后，再一次将内镜伸入胃内将空气吸引出来。吸引后，再度距门齿20cm将管腔伸展，越过食管入口到拔出为止进行观察。

怀疑有病变的时候，不能保持与黏膜面的距离而不好观察的时候，安装附属装置或是EMRC（endoscopic mucosal resection using a cap-fitted panendoscope）用的透明帽观察。或是使用装着黑帽子的康达内镜，稍微提高放大倍率也是有用的观察方法。对这个区域的观察，因为对患者来说比较痛苦，期望在镇静情况下进行检查。

颈部食管浅表型癌的病例

在作者所在医院2007—2016年的10年间的颈部食管浅表型癌的病例中，除了与下咽喉癌联系的3例外，以EMR（endoscopic mucosal resection）/ESD（endoscopic submucosal dissection）的病理组织学的诊断的55例57处病变为对象进行讨论。男性46例，女性9例，平均年龄为66.8岁（43～85岁）。全部都是在上消化道内镜检查时发现的病变，其他医院发现的有8例8处病变（14.0%），作者所在医院发现的有47例49处病变（86.0%）。55例57处病变按照发现契机分类：①其他医院发现颈部食管浅表型癌向作者所在医院介绍的：8例8处病变（14.0%）；②因为其他部位的食管癌介绍过来的，同时发现多发性癌：4例4处病变（7.0%）；③食管癌EMR/ESD后随访过程中发现的：20例21处病变（36.8%）；④食管癌术后随访发现的：14例15处病变（26.3%）；⑤其他脏器癌（下咽喉癌、胃癌、盲肠癌）治疗后常规检查时发现的：4例4处病变（7.0%）；⑥其他脏器癌（胃癌，肠癌）

表1 病变的发现方法——插入内镜时白光观察

病例	病例类型	内镜下表现	病变存在的部位	病变的局在性		浸润深度	肿瘤直径
1	0-Ⅱa+Ⅱc	平坦病变内低的隆起	15~18cm	右壁	1/2 周	T1a-EP	20mm×12mm
2	0-Ⅱc	不规则的发红的凹陷	19cm	左前壁	1/8 周	T1a-EP	8mm×6mm
3	0-Ⅱc	发红的凹陷，凹陷内是平坦的	19~21cm	左后壁	1/4 周	T1a-EP	22mm×12mm
4	0-Ⅱc	淡淡的发红的凹陷	20cm	吻合口直上左壁	1/10 周	T1a-EP	5mm×3mm
5	0-Ⅱc	发红的凹陷	20cm	左前壁	1/8 周	T1a-EP	8mm×8mm
6	0-Ⅱa	低的隆起型病变	14.5~16cm	前壁	1/4 周	T1a-LPM	20mm×18mm
7	0-Ⅱc	淡淡的发红浅的凹陷	21cm	右后壁	1/6 周	T1a-LPM	9mm×7mm
8	0-I	小结节状隆起的集簇	20.5~22cm	前壁	1/6 周	T1a-MM，ly1	11mm×10mm
9	0-Ⅱc	发红的不规则的凹陷，内部有微小的隆起	20cm	左前壁	1/4 周	T1a-MM（只有 1 个切片）	12mm×8mm
10	0-Ⅱc	发红的不规则的凹陷	20~21cm	左后壁	1/8 周	T1a-MM（只有 1 个切片）	10mm×7mm
11	0-Ⅱc+Ⅱa	有发红的凹陷在周围有散在的小隆起	20cm	左前壁	1/8 周	T1b-SM1（50μm）	7mm×5mm
12	0-Ⅱc	伴有边缘隆起的凹陷	20cm	左后壁	1/10 周	T1b-SM2（800μm）	11mm×9mm
13	0-Ⅱc	发红的凹陷，凹陷内部有凹陷不平	19.5~23cm	前壁	1/2 周	T1b-SM2 ly+，v+	29mm×29mm

▓▓：[病例1]

的术前检查中被发现的：2 例 2 处病变（3.5%）；⑦常规检查中发现的：3 例 3 处病变（5.3%）。同时性多发食管癌 6 例（10.9%），异时性食管癌 34 例（61.8%）是非常高的发生率。

颈部食管癌的发现方法和内镜下表现

1. 病变的发现方法（插入内镜时）

除了在其他医院发现的 8 例，对作者所在医院发现的 47 例 49 处病变的内镜检查的发现方法进行讨论，插入内镜时用白光观察（**表1**）的 13 例病变（26.5%），NBI 观察（**表2**）的 12 处病变（24.5%）。白光观察发现的 13 例病变中的 6 处病变是 T1a-MM 以上的癌（T1a-MM：3 处病变[病例1]；T1b-SM1：1 处病变；T1b-SM2：2 处病变）。凹陷内醒目的隆起或伴有边缘隆起的凹陷型病变，或是高高隆起的病变。NBI 中发现的 12 例病变中的 11 例病变，大小在 10mm

以上，凹陷不明显，T1a-MM、只有 1 处病变[病变2]，11 处病变是到 T1a-LPM 为止的病变。

2. 病变的发现方法（拔出内镜时）

插入内镜时，没有注意到病变，拔出内镜时发现的病例有 24 例，白光下观察（**表3**）有 3 处病变（5.3%），NBI 观察（**表4**）有 21 处病变（36.8%）。白光发现的病变，是指插入内镜时白光下没有观察到的，拔出内镜时合用白光下发现的，用 NBI 确认了的病变。

拔出内镜时使用 NBI 观察发现的 21 处病变中 17 处病变是在 15mm 以下大小的，包括 6mm 大的 0-Ⅱc 型、T1b-SM2[病例3]癌及 13mm 大小的 0-Ⅱa 型、T1b-SM1 癌。为了不遗漏在食管入口近侧的病变，拔出内镜时必须使用 NBI 观察，即使大小是 22mm 大小的，插入内镜时也遗漏了，T1a-MM 型癌在拔出内镜时才被发现。对于食管入口近旁侧病变的诊断，在装有辅助装置下观察是有用的，含有食管入口近旁侧的 3 处

表2 病变的发现方法——插入内镜时 NBI 观察

病例	病例类型	内镜下表现	病变存在的部位	病变的局在性		浸润深度	肿瘤尺寸
1	0–Ⅱa	低的隆起	19cm	右壁	1/6 周	T1a–EP	12mm × 9mm
2	0–Ⅱb	淡淡发红的黏膜	18cm	右壁	1/4 周	T1a–EP	18mm × 13mm
3	0–Ⅱc	不规则的发红的凹陷	16cm	左壁	1/6 周	T1a–EP	10mm × 11mm
4	0–Ⅱc	发红的不规则的凹陷	16.5 ~ 18cm	右后壁	1/6 周	T1a–EP	13mm × 12mm
5	0–Ⅱc	治疗时凹陷性病变	17 ~ 20cm	后壁	1/3 周	T1a–EP	18mm × 16mm
6	0–Ⅱc	淡淡发红的凹陷	18cm	前壁	1/5 周	T1a–EP	17mm × 11mm
7	0–Ⅱc	发红的不规则的凹陷，内部有微小的隆起	19cm	左前壁	1/10 周	T1a–EP	6mm × 4mm
	0–Ⅱc	发红的臭的凹陷，内部有微小的隆起	20cm	左后壁	1/6 周	T1a–EP	14mm × 7mm
8	0–Ⅱc	发红的凹陷，内部有微小的凹陷	19 ~ 20cm	左前壁	1/3 周	T1a–EP	18mm × 21mm
9	0–Ⅱb	表面伴有糜烂的变化平坦病变	16 ~ 19cm	右后壁	2/3 周	T1a–LPM	27mm × 23mm
10	0–Ⅱc	发红的凹陷，凹陷内有凹凸不平	19 ~ 21cm	左前壁	1/4 周	T1a–LPM	22mm × 20mm
11	0–Ⅱc	边缘只有一点向上，有白苔的凹陷	21cm	左后壁	1/10 周	T1a–MM（只有 1 个切片）	13mm × 7mm

■：[病例 2]

表3 病变的发现方法——拔出内镜时白光观察

病例	病例类型	内镜下表现	病变存在的部位	病变的局在性		浸润深度	肿瘤尺寸
1	0–Ⅱb	血管增生不明显黏膜发红	18cm	左壁	微小	T1a–EP	2.5mm × 2mm
2	0–Ⅱc	只有一点点发红的凹陷	19cm	左前壁	1/10 周	T1a–EP	8mm × 7mm
3	0–Ⅱc	伴有白苔的凹陷	18cm	前壁	1/8 周	T1a–LPM	12mm × 12mm

病变、6 处病变 [病例 4] ~ [病例 6] 的诊断过程中使用了辅助装置。

3. 内镜下表现

作为发现病变时的内镜所见，包括淡淡的发红、黏膜粗糙、发红的凹陷、凹陷内的糜烂、凹陷内的凹凸不平、凹陷周围的抬高、低的隆起（白色调、红色调）、高的隆起、颗粒成簇样隆起及伴有血管增生的 BA（brownish area，棕色区域）等。实际上，参考这些表现重复观察，能不遗漏地进行诊断。

4. 病例

[病例 1，图 1] 多发咽喉癌，是多发食管癌的内镜治疗的病变，在内镜插入时的白光观察下发现的。可见小结节状的隆起呈集簇样形态，是 0–Ⅰ 型和 0–Ⅰa 型的高度。在 1 周后行 EMR，尺寸为 11mm × 10mm，是 0–Ⅰ 型，T1a–MM 癌，ly 阳性。

[病例 2，图 2] 胃癌术后，因多发性食管癌反复进行内镜下治疗。随访内镜检查时使用 NBI 观察，发现了有白色附着物的界限不明显的 BA。在 6 个月后，只显示了一点点的凹陷，12 个月后，边缘有一点点上升，观察到表面伴有小白苔的凹陷。1 年期间急速地发生了形态上

表4 病变的发现方法——拔出内镜时NBI观察

病例	病例类型	内镜下表现	病变存在的部位	病变的局在性	浸润深度	肿瘤尺寸
1	0-Ⅱb	有血管增生的BA（连续的2个病变）	18cm	左壁	1/4周	T1a-EP	12mm×10mm
2	0-Ⅱb	血管增生的BA	19cm	左壁	微小	T1a-EP	2mm×1mm
3	0-Ⅱb	血管增生的BA	19cm	左壁	1/6周	T1a-EP	7mm×3mm
4	0-Ⅱb	发红的平坦黏膜	19cm	左壁	1/4周	T1a-EP	12mm×7mm
5	0-Ⅱc	发红的凹陷	16cm	右壁	1/6周	T1a-EP	6mm×5mm
6	0-Ⅱc	不规则的发红凹陷	17cm	前壁	1/10周	T1a-EP	6mm×2mm
7	0-Ⅱc	不规则的发红凹陷	17cm	右壁	1/8周	T1a-EP	7mm×5mm
8	0-Ⅱc	发红的凹陷	18~19cm	左后壁	1/3周	T1a-EP	21mm×15mm
	0-Ⅱc	血管增生的BA	19cm	右壁	1/8周	T1a-EP	13mm×6mm
9	0-Ⅱc	发红的凹陷	20cm	左前壁	1/8周	T1a-EP	8mm×6mm
10	0-Ⅱc	发红的凹陷，内部没有凹凸不平	20cm	后壁	1/8周	T1a-EP	10mm×5mm
11	0-Ⅱc	只有一点点发红粗糙的浅的凹陷	18cm	左壁	1/6周	T1a-LPM	10mm×7mm
12	0-Ⅱa	发红的柔软的隆起（SMT上的病变）	15cm	左壁	1/5周	T1a-MM	22mm×13mm
13	0-Ⅱa	颗粒集簇样的隆起	20cm	左壁	1/5周	T1b-SM1, INFc	13mm×10mm
14	0-Ⅱc	伴有边缘隆起的凹陷，凹陷内有凹凸不平	18cm	后壁	1/8周	T1b-SM2（300μm）	6mm×3mm
带有辅助装置						
15	0-Ⅱc	不规则的发红的额凹陷	19cm	后壁	1/10周	T1a-EP	8mm×7mm
16	0-Ⅱa+Ⅱc	发红的低的隆起和白色的凹陷	16~18.5cm	左壁至后壁	1/2周	T1a-LPM	15mm×15mm
17	0-Ⅱc+Ⅱa	只有一点点凹陷不平的凹陷	17~19cm	左后壁	1/3周	T1a-LPM	20mm×18mm
18	0-Ⅱc	凹陷面是平坦的浅凹陷	16.5~18cm	左壁	1/3周	T1a-LPM（有一个切片有）	18mm×13mm
19	0-Ⅱc	表面粗糙，有凹凸不平的凹陷	17cm	后壁	1/8周	T1a-LPM	7mm×3mm
20	0-Ⅱc	发红的浅凹陷，内部有微小的凹陷	18.5~20cm	左前壁	1/8周	T1a-LPM	12mm×6mm

BA：brownish area；SMT：submucosal tumor

■：[病例3]； ：[病例4]； ：[病例5]； ：[病例6]

的变化，行EMR切除，显示尺寸13mm×7mm，是0-Ⅱc型，T1a-MM癌。

[病例3，**图3**] 多发性食管癌。因胃癌做了多次的内镜下治疗。在随访检查拔出内镜时使用NBI观察，发现伴有边缘隆起的凹陷型病变，凹陷内有凹凸不平。在近侧看到多发病变的发红的平坦型病变。行EMR切除，虽然是6mm×3mm大小的0-Ⅱc型，但大部分的浸润深度是T1a-MM，一部分在黏膜下层浸润深度在300μm，T1b-SM2，ly0，v0。

颈部食管癌的内镜诊断

本文，对于颈部食管癌，主要是以距门齿15~21cm的病变为对象，从病变存在的部位

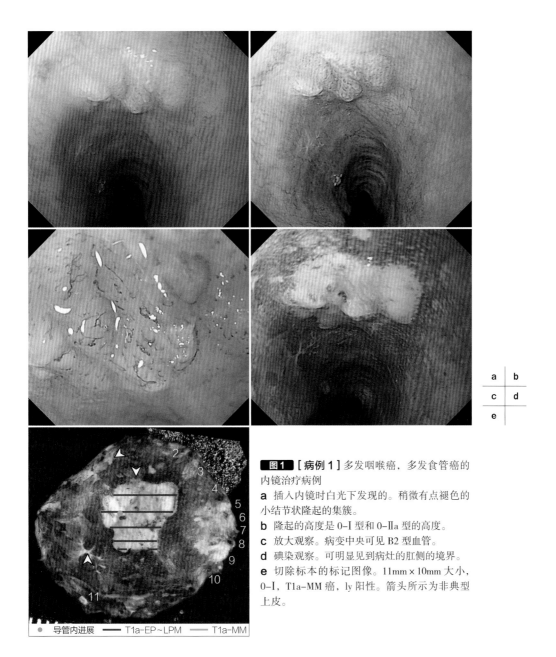

a	b
c	d
e	

图1 [**病例1**] 多发咽喉癌，多发食管癌的内镜治疗病例

a 插入内镜时白光下发现的。稍微有点褪色的小结节状隆起的集簇。

b 隆起的高度是 0–I 型和 0–IIa 型的高度。

c 放大观察。病变中央可见 B2 型血管。

d 碘染观察。可明显见到病灶的肛侧的境界。

e 切除标本的标记图像。11mm×10mm 大小，0–I，T1a-MM 癌，ly 阳性。箭头所示为非典型上皮。

● 导管内进展 ── T1a-EP~LPM ── T1a-MM

（**图4**）看，15cm 处有 3 处病变（5.3%），16cm 处有 6 处病变（10.5%），17cm 处有 7 处病变（12.3%），18cm 处有 13 出病变（22.8%），19cm 处有 15 处病变（26.3%），20cm 处有 11 处病变（19.3%），21cm 处有 2 处病变（3.5%）。在食管入口近侧的病变比较少，半数的病例在 18～19cm 处。

病变的范围（**图5**），1/8 周以下的有 21 处病变（36.8%），1/8～1/6 周有 9 处病变（15.8%），1/6～1/4 周有 12 处病变（21.1%），1/4～1/3 周有 6 处病变（10.5%），1/3～1/2 周有 6 处病变（10.5%），1/2～2/3 周有 3 处病变（5.3%），没有超过 2/3 周大小的病变，大约 75% 的病变在 1/4 周以下。

病变的局部分布情况（**图6**），1/2 周以上的有 3 处病变，以前壁、右后壁、后壁为中心扩张。

a	b
c	d
e	f
g h	i

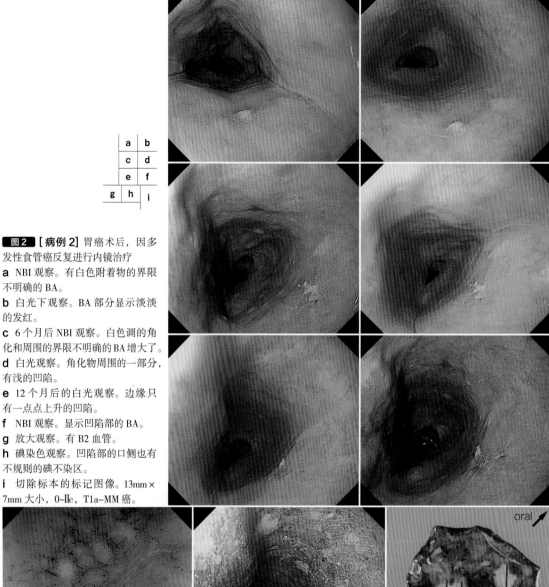

图2 [病例2] 胃癌术后，因多发性食管癌反复进行内镜治疗

a NBI观察。有白色附着物的界限不明确的BA。

b 白光下观察。BA部分显示淡淡的发红。

c 6个月后NBI观察。白色调的角化和周围的界限不明确的BA增大了。

d 白光观察。角化物周围的一部分，有浅的凹陷。

e 12个月后的白光观察。边缘只有一点点上升的凹陷。

f NBI观察。显示凹陷部的BA。

g 放大观察。有B2血管。

h 碘染色观察。凹陷部的口侧也有不规则的碘不染区。

i 切除标本的标记图像。13mm×7mm大小，0-Ⅱc，T1a-MM癌。

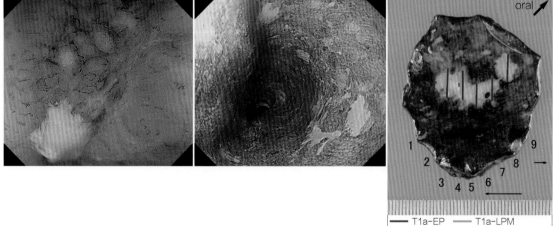

— T1a-EP — T1a-LPM
— T1a-MM

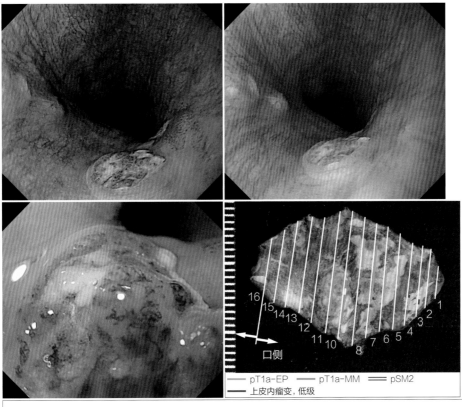

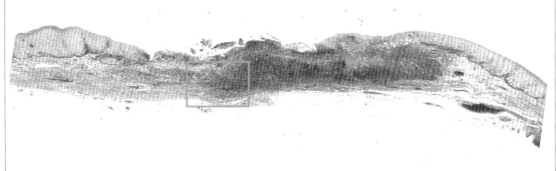

a	b
c	d
e	
f	

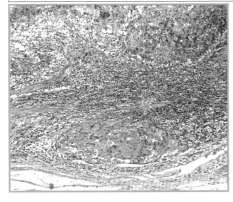

图3 [病例3]因为多发食管癌、胃癌反复进行内镜下治疗

a 拔出内镜时用 NBI 观察。伴有边缘隆起，凹陷内凹凸不平的凹陷性病变。在近侧作为多发病变伴有血管增生的 BA。

b 白光观察。病变全体增厚。

c 凹陷部的 NBI 放大观察。有不规则的树枝状走行的血管。

d 切除标本的标记图像。0–Ⅱc 是 6mm×3mm 大小，T1b–SM2 癌，ly0，v0，近侧的 0–Ⅱc 部分是 T1a–EP 癌。

e，f 病理组织。大部分的浸润深度是 T1a–MM，一部分向黏膜下层有 300μm 的浸润。

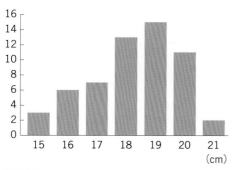

图4 病变的存在范围 (*n*=57)

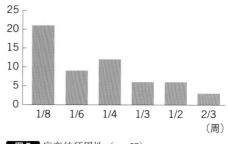

图5 病变的环周性 (*n*=57)

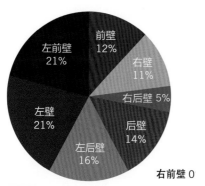

右前壁 0

图6 病变的局部存在分布 (*n*=57)

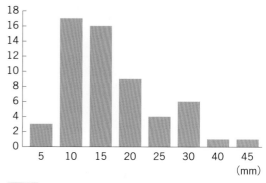

图7 肿瘤的长径 (*n*=57)

含有 3 个病变的分布情况，前壁有 7 处病变（12.3%），左前壁有 12 处病变（21.1%），左壁有 12 处病变（21.1%），左后壁有 9 处病变（15.8%），后壁有 8 处病变（14.0%），右后壁有 3 处病变（5.3%），右壁有 6 处病变（10.5%），管腔内基本全体都存在，半数以上的病例以左侧壁为中心存在。

颈部食管癌的病理组织学表现

这次的对象是 55 例 57 处病变，进行 EMR/ESD 治疗，显示其病理组织学的检索结果。

肿瘤的长径（**图7**），最小是 2mm，最大是 43mm，5mm 以下的有 3 处病变（5.3%），5 ~ 10mm 的有 18 处病变（31.6%），10 ~ 15mm 的有 15 处病变（26.3%），10 ~ 20mm 的有 9 处病变（15.8%），20 ~ 25mm 的有 4 处病变（7.0%），25 ~ 30mm 的有 6 处病变（10.5%），30 ~ 40mm 的有 1 处病变

表5 内镜病变类型和浸润深度

内镜下类型	浸润深度	
	病理诊断	术前诊断
0–Ⅰ	T1a–MM, ly1	T1b–SM1
0–Ⅱa	T1a–MM	T1a–MM
0–Ⅱa	T1a–MM（只有 1 个切片）	T1a–MM
0–Ⅱc	T1a–MM（只有 1 个切片）	T1a–EP~LPM
0–Ⅱc	T1a–MM（只有 1 个切片）	T1a–EP~LPM
0–Ⅱc	T1a–MM（只有 1 个切片）	T1a–LPM
0–Ⅱc	T1a–MM	T1a–MM
0–Ⅱc+Ⅱa	T1b–SM1（50μm）	T1a–LPM
0–Ⅱa	T1b–SM1, INFc	T1b–SM2
0–Ⅰ+Ⅱc	T1b–SM2, ly1, v1	T1b–SM2
0–Ⅱc	T1b–SM2（300μm）	T1a–MM
0–Ⅱc	T1b–SM2（800μm）	T1b–SM2
0–Ⅱc	T1b–SM2, ly+, v+	T1b–SM2

（1.8%），40 ~ 45mm 的有 1 处病变（1.8%）。也有病变发现早的时候，20mm 以下的病变占大约 80%。

内镜下的病理类型方面，0–Ⅰ 型的有 2 处病

表6 其他医院发现的病例

病例	病例类型	内镜表现	病变存在的部位	病变的局在性	浸润深度	肿瘤尺寸
1	0-Ⅱa+Ⅱb	低的隆起	17~19cm	左前壁 1/2 周	T1a-EP	26mm×18mm
2	0-Ⅱa+Ⅱb	伴有白色调隆起的凹陷	18~20.5cm	左前壁 1/3 周	T1a-EP（合并平滑肌瘤）	27.5mm×17mm
3	0-Ⅱc	淡淡的发红和粗糙的黏膜	18~20cm	左后壁 1/4 周	T1a-EP	15mm×14mm
4	0-Ⅱc	发红的粗糙的黏膜	18~22cm	前壁 3/5 周	T1a-EP	38mm×25mm
5	0-Ⅱc	发红的凹陷	19~21cm	后壁 2/5 周	T1a-LPM	28mm×18mm
6	0-Ⅱa	发红的隆起	19~22cm	后壁 3/5 周	T1a-MM（只有 1 个切片）	43mm×41mm
7	0-Ⅱc	发红的凹陷，凹陷内有明显的凹凸不平	18~21cm	左壁 1/5 周	T1a-MM	28mm×15mm
8	0-Ⅰ+Ⅱc	凹陷内有明显的隆起	17~20cm	后壁 1/2 周	T1b-SM2, ly1, v1	18mm×18mm

变（3.5%），0-Ⅱa 型的有 5 处病变（8.8%），0-Ⅱa 型的混合型有 5 处病变（8.8%），0-Ⅱb 型的有 7 处病变（12.3%），0-Ⅱc 型的有 38 处病变（66.7%），发生率与多数的胸部食管癌一样，大约 67% 的病例是 0-Ⅱc 型。

浸润深度方面，T1a-EP 癌的有 32 处病变（56.1%），T1a-LPM 癌的有 12 处病变（21.1%），T1a-MM 癌的有 7 处病变（12.3%），T1b-SM1 癌的有 2 处病变（3.5%），T1b-SM2 癌的有 4 处病变（7.0%），大约有 77% 是 T1a-LPM 为止的癌。

比 T1a-MM 更深的有 13 处病变（22.8%），从内镜下的病理类型（**表5**）来看，T1a-MM 癌的有 7 处病变，0-Ⅰ型的有 1 处病变，0-Ⅱa 型的有 2 处病变，0-Ⅱc 型的有 4 处病变。0-Ⅰ型的病变只有 1 处病变脉管侵袭阳性。T1b-SM1 癌的有 2 处病变，0-Ⅱa 型和 0-Ⅱc 型的混合型各有 1 个，0-Ⅱa 型的 1 处病变是 INFc。T1b-SM2 癌的有 4 处病变，0-Ⅰ型的有 1 处病变，0-Ⅱc 型的有 3 处病变，0-Ⅰ型和 0-Ⅱc 型的各有 1 处病变共计 2 处病变脉管侵袭是阳性。比 T1a-MM 更深的 13 处病变术前判断的时候，只有 6 处病变（46.2%）是正确的，还有 7 例病变没有正确判断。认为浅的有 5 例，认为深的有 2

例。认为浅的 5 处病变中的 3 个病变，在切除的标本上只有 1 个切片有浸润。相反，在有必要追加治疗的脉管侵犯的 3 例中，2 例是正确的，1 例深度被评估了。

从发现契机来看颈部食管癌的特征

1. 其他医院发现的病例

在其他医院发现的 8 例（**表6**），任何一例都是距门齿 17cm 到肛门侧存在的病变，基本上病变的长径在 20mm 以上，4 例超过管腔半周。病变内部隆起的有 4 例，0-Ⅰ型 1 例，0-Ⅱa 型 3 例，1 例是合并平滑肌瘤的隆起。0-Ⅰ型的是 T1b-SM2 癌，脉管侵袭阳性，其他浸润深度的 0-Ⅱa 型和 0-Ⅱc 型各 1 例。

2. 食管癌 ER 后内镜随访发现的病例

在食管癌 ER（endoscopic resection）后的随访中发现 20 例的 21 处病变，全部病例都是有多发碘不染区，因为每年 1 次进行内镜检查，多是发现的小病变，病变大部分是在拔出内镜时使用 NBI 观察时发现的。超过 1/4 的病变只有 3 例，其中超过 1/2 周的 2 例是食管入口旁侧 16cm 处的病变。比 T1a-MM 更深的病变有 3 处，11mm×10mm 大小的 0-Ⅰ型隆起脉管侵犯阳性的 T1a-MM 癌 **【病**

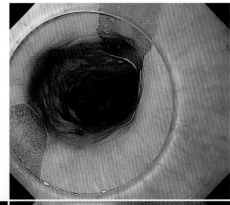
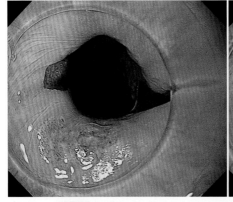
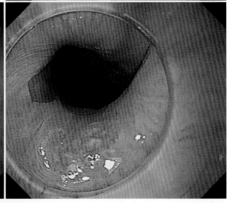

a	
b	c

图8 [**病例4**]内镜治疗后随访观察的病例

a 胃黏膜异位近旁侧的病变，装有辅助装置观察。
b 左侧壁的胃黏膜异位的横向，有表面粗糙的凹凸不平的凹陷性病变。
c 白光下观察，显示表面粗糙的淡淡发红的凹陷。

例1]和 13mm×7mm 大小的 0–Ⅱc 型 T1a–MM癌[**病例2**]，6mm×3mm 大小的非常小的 0–Ⅱc型的 T1b–SM2 癌[**病例3**]。

3. 病例

[**病例4，图8**] 内镜治疗后随访观察的病例。在内镜拔出时用 NBI 观察，观察颈部食管的胃黏膜异位发现的病变，装有辅助装置进行观察。病变是表面粗糙的有凹凸不平的凹陷型病灶变。3.5 个月后进行 EMR 治疗，是 7mm×3mm大小的 0–Ⅱc 型，T1a–LPM 癌。

[**病例5，图9**] 因其他部位早期食管癌向作者所在科室介绍的病例。在内镜拔出时用 NBI观察，上皮有一部分脱落的凹陷。用带有辅助装置的内镜进行观察，发现凹陷面是平坦的浅凹陷。17.5 个月后，装配 EMRC 用的透明帽进行

碘染进行 EMR 治疗。病变是 18mm×13mm 大小的 0–Ⅱc 型，T1a–LPM 癌。

[**病例6，图10**] 内镜治疗后随访的病例。内镜拔出时用 NBI 观察发现的病变。安装透明帽进行观察，是个仅有一点点凹凸的凹陷型病变，内部的血管是延长的 B1 血管。2 个月后进行 ESD，是 20mm×18mm 大小的 0–Ⅱc＋Ⅱa 型，T1a–LPM 癌。

4. 食管癌术后随访发现的病例

食管癌术后随访发现的 14 例 15 处病变，多是有碘染不染区的病例，食管癌术后既往进行过食管下内镜治疗的病例有 3 例，进行咽喉癌的 ELPS（endoscopic laryngo-pharyngeal surgery）的有 3 例。因为想着有异时性癌的可能进行检查，尽管相对的环周狭窄，多是凹凸不平的病变，

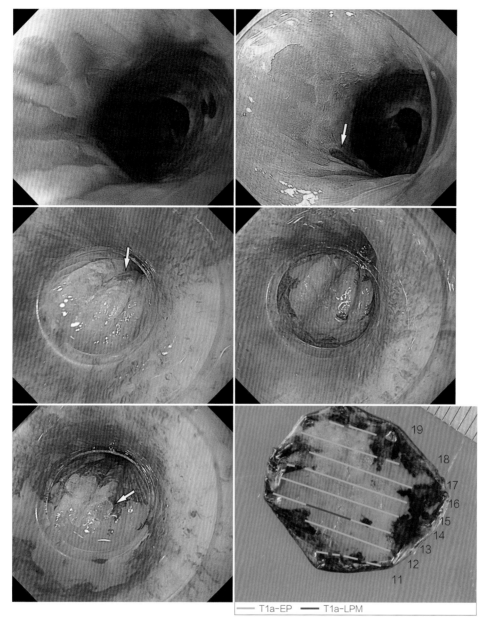

a	b
c	d
e	f

图9 [病例5]其他部位的早期食管癌，为向作者所在科室介绍来的病例

a 内镜拔出时用 NBI 观察。在左侧前壁发现边缘规整的，上皮一部分剥落的凹陷。

b 装有辅助装置的 NBI 观察，显示了凹陷面是平坦的浅凹陷。病变的肛侧有异位性胃黏膜（箭头处）。

c 17.5 个月后，装配 EMRC 的透明帽进行观察。显示病变部黏膜粗糙，内部有胃黏膜异位（箭头处）。

d 在 EMRC 的透明帽内进行碘染。

e 病变部显示碘不染区，内部发红的是异位的胃黏膜（箭头处）。

f 切除标本的标记图像，18mm×13mm 大小，0-Ⅱc，T1a-LPM 癌。

也有 8 例（53.3%）是在内镜插入时发现的。有 14 处病变（93.3%）是 T1a-EP 癌，反复多次的活检也不能确诊是癌的也有 1 例，切除时是 T1b-SM2 癌。

5. 其他癌的内镜随访检查时发现的病例

其他脏器癌的内镜随访，及在上消化道内

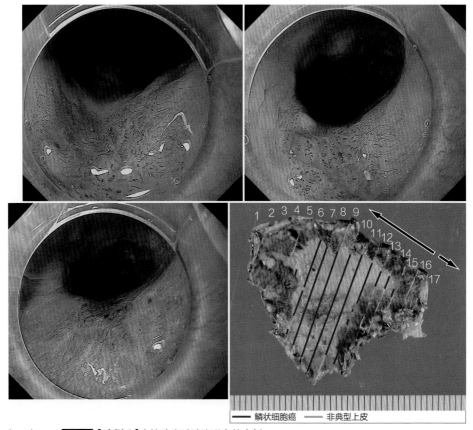

a	b
c	d

图10 [病例6] 内镜治疗后随访观察的病例

a~c 装有透明帽进行 NBI 观察。从肛侧向口侧拍照。只有一点点凹凸不平的病变,内部有延长的 B1 型血管。

d 切除标本的标记像,20mm×18mm 大小,0-Ⅱc+Ⅱa,T1a-LPM 型癌。

镜检查时发现了 13 处病变(**表7**),含有 T1a-EP-T1b-SM 的全部的病例,比 T1a-MM 更深的病变占 46%。13 例中有 10 例(76.9%)是 20mm 以下,没有全周或是超过半周的病例,病变的尺寸很小,浸润深度却有向更深层的倾向。还有在食管入口近旁侧的也有 4 例(30.8%),观察时也是有必要加上辅助装置。

讨论

1. 颈部食管癌诊疗的现状和课题

有介绍颈部食管癌病例的,也有介绍别的部位的早期食管癌病例的,还有介绍没有发现食管癌病例的。推测这应该是观察的病变特征不明显,对于观察困难的颈部食管没有一定的标准引起的。

在颈部食管,对病例的浸润深度的诊断也比较困难,问题包括:以什么样的病变为对象,在什么样的情况下,怎样进行观察,能否发现病变。还有观察到的病变的特征应该尽早整理出来。

2. 颈部食管癌的背景因素

以颈部食管癌为焦点的合并的多发癌的报告基本上没有,判断同时性和异时性食管癌的发生率,只有在食管癌内镜治疗的病例的报告中[5],同时性食管癌是 16.8%,异时性食管癌是 12.5%。在这次的讨论中,明确了颈部食管癌的同时性及异时性癌的发生率,同时性食管癌有 6 例(10.9%),异时性食管癌有 34 例(61.8%),是很高的发生率。异时性食管癌的高发生率,含有这次讨论的对象食管癌内镜下治疗和食管癌术后的

表7 伴有白苔的凹陷性病变

病例	病例类型	内镜下表现	病变存在的部位	病变的局在性		浸润深度	肿瘤尺寸
1	0-Ⅱa+Ⅱc	平坦病变内高的隆起	15～18cm	右壁	1/2 周	T1a-EP	20mm×12mm
2	0-Ⅱc	凹陷性病变	17～20cm	后壁	1/3 周	T1a-EP	18mm×16mm
3	0-Ⅱc	发红的凹陷，凹陷内平坦	19～21cm	左后壁	1/4 周	T1a-EP	22mm×12mm
4	0-Ⅱc	发红的凹陷	20cm	左前壁	1/8 周	T1a-EP	8mm×8mm
5	0-Ⅱa	低的隆起	14.5～16cm	前壁	1/4 周	T1a-LPM	20mm×18mm
6	0-Ⅱc	凹陷面是平坦的浅凹陷	16.5～18cm	左壁	1/3 周	T1a-LPM（只有一张切片）	18mm×13mm
7	0-Ⅱc	伴有白苔的凹陷性病变	18cm	前壁	1/8 周	T1a-LPM	12mm×12mm
8	0-Ⅱa	发红的软的隆起（SMT 上的病变）	15cm	左壁	1/5 周	T1a-MM	22mm×13mm
9	0-Ⅱc	发红的不规则的凹陷，内部微小的隆起	20cm	左前壁	1/4 周	T1a-MM（只有 1 个切片）	12mm×8mm
10	0-Ⅱc	发红的不规则的凹陷	20～21cm	左后壁	1/8 周	T1a-MM（只有 1 个切片）	10mm×7mm
11	0-Ⅱc+Ⅱa	有发红的凹陷 周围黏膜下散在小隆起	20cm	左前壁	1/8 周	T1b-SM1（50μm）	7mm×5mm
12	0-Ⅱa	颗粒集簇样的隆起性病变	20cm	左壁	1/5 周	T1b-SM1, INFc	13mm×10mm
13	0-Ⅱc	发红的凹陷性病变，凹陷内部凹凸不平	19.5～23cm	前壁	1/2 周	T1b-SM2, ly+, v+	29mm×29mm

注：[病例 5]

病例占大半，起因是由多发的碘不染来判断的。其他的，下咽喉癌、胃癌、大肠癌、盲肠癌等其他脏器重复发生的癌也可见，其中即使在食管多发癌治疗的病例中，在胃癌和咽喉癌治疗的病例中也有，也有在病变的发育早期能看到的病例。从这些结果来看，应该认识到有食管癌既往史者、多发的碘不染者、咽喉癌及胃癌患者是颈部食管癌的高风险人群。

3. 颈部食管癌的发现方法

除了在其他医院发现的 8 例，对在作者所在医院发现的 47 例 49 处病变的内镜观察方法分别进行讨论，插入内镜时的白光下观察发现了 26.5%，NBI 观察发现了 24.5%。插入内镜时，NBI 观察的话，虽然认为白光能观察到的病变 NBI 都能发现，但作者们还是在插入内镜时使用白光。因为，在 NBI 下难以观察到静脉瘤等血管性变化及黑色素沉积等。

在这次的讨论中，插入内镜时使用白光观察发现的病变有两种类型，即使管腔没有充分地扩充开，也能根据色调的变化及病变中比较醒目的凹凸发现 T1a-MM 以内的癌，因为食管癌术后残留的食管比较短，吻合口也狭窄，只是送气就能容易地让食管扩张，即使轻微的变化中也能发现 T1a-EP 的病变。相反，插入内镜时没有发现病变，在拔出内镜时使用 NBI 观察发现的病变也有两种类型。15mm 以下的狭小的，浸润深度浅的癌在食管入口处附近，有必要并用辅助装置详细地观察病变。有无颜色变化及凹凸的变化在白光下确认，轻微凹凸的根据存在部位发现困难的在 NBI 下能发现，这种观察方法考虑在某种程度上能不遗漏病变。只是，在拔出内镜时 NBI 观察发现的病变中，6mm 大小的 0-Ⅱc 型是 T1b-SM2 癌及 13mm 大小的是 0-Ⅱa 型的 T1bSM1 癌，这样醒目的病变，在插入内镜时是必须要注意到的病变，为了不遗漏病变，有必要多花时间。

4. 颈部食管癌的形态学特征

被发现的病变的大小包括 10mm 以下的 36.9%，10～20mm 的 42.1%，20～30mm 的 17.5%，30～40mm 的 1.8%，40～45mm 的 1.8%，20mm 以下的大约占 80%，36.9% 的病例是 10mm 以下的小型癌。内镜下病变的类型是 0-I 型 3.5%，0-IIa 型及 0-IIa 型的混合型 17.5%，0-IIb 型 12.3%，0-IIc 型 66.7%，0-IIc 型的发生率与其他部位的食管癌基本上一样。0-IIb 型非常少。小的病变发现得多推测是由于在 NBI 观察下得到的诊断。与此相反的是，0-IIb 型非常少的原因不明确。0-IIb 型，是食管癌的初期病变，虽然全部的病例类型是从 0-IIb 型开始的，但从这点推测，颈部食管癌意外地从早期是有凹陷或是隆起就开始了。还有，病变在管腔基本上全部位置都存在，虽然不能推测对部位的喜好，但半数以上的病例是以左侧壁为中心存在的，这是观察时应该注意的点。

5. 从发现契机看颈部食管癌的特征

为了捕捉发现病变的特征，按照浅表型的颈部食管癌的发现契机分开讨论。在其他医院发现的颈部食管癌的 8 例病变，全部是距门齿 17cm 的肛门侧的病变，周围分布也稍微广，15～43mm 比较大的病变，病变内伴有凹凸不平。在组织学上，虽然还有 T1a-MM 的病例 3 例，剩下的 5 例都是浸润深度浅的癌（T1a-EP：4 例；T1a-LPM：1 例）。即使对于浸润深度浅的颈部食管癌距门齿 17cm 的肛侧存在的病变，在内镜拔出时一边扩张管腔慢慢地拔出来的话，也有可能发现遗漏的病变。

相对于其他医院发现的病例，作者所在医院发现的病例分为食管癌内镜治疗后发现的、食管癌术后发现的、其他脏器癌的常规检查发现的和上消化道的常规检查发现的来讨论。在作者所在医院进行其他脏器癌症的检查和上消化道的常规检查，因为作为一般检查发现的，与其他医院发现的病例经过同样的检查。在常规检查中发现的 13 例病变，从 T1a-EP 至 T1b-SM2 包括所有的病例，T1a-MM 深度的癌也占有半数。要是

说不同点的话，含有在食管入口部近旁侧病变 4 例（30.8%），观察时使用辅助装置的话，能更容易发现病变。

在食管癌内镜治疗后随访观察的病例中，多数病例有碘不染区，因为异时性食管癌的发生率高，至少每年进行 1 次内镜检查。为了避免黏膜损害，观察以常规观察和 NBI 观察为基础，碘染色也不是进行很多次。在 ER 后的随访中，虽然发现了 21 例病变，但病变大半都是 15mm 以下的，超过 20mm 的只有 3 处病变。还有，即使是 20mm 大小病变内的凹凸不平也比较少，浸润深度全部是 T1a-LPM。问题是提示 T1a-MM 深度的 3 处病变（[病例 1]-[病例 3]），3 例都有多发食管癌以外的胃癌或是咽喉癌的治疗史。对于有重复癌的病例，特别是虽然没有食管癌的发育早等的报告中的，在发现小病变的时候，临时的缩短检查间隔进行确认，这是现阶段可以考虑的对策。

食管癌术后的病例也是多有多发碘染不染区的。食管癌术后，既往有食管癌的 ER 或是咽喉癌的 ELPS，异时性癌的发生也是最有必要注意的病例。发现的病变的 93.3% 是 T1a-EP 癌，证明了在适当的间隔进行检查，在适当的时期进行内镜治疗是有必要的。

6. 颈部食管癌的随访

在作者所在医院，食管癌内镜治疗后，对于食管癌术后，食管癌放化疗治疗后，多发碘不染的病例，以颈部癌病例为中心，食管癌危险率比较高的病例，每年 1～2 次定期进行内镜检查，能够努力发现病变。对于在 10 年间的病变观察中，没有进展期癌，全部发现的都是浅表型癌的病例，可能以内镜治疗为中心进行治疗。考虑发现的病变大半是早癌，判断颈部食管癌的随访时间是每年接受 1～2 次内镜检查比较合适。

虽然每次内镜检查都是慎重进行的，但由于吞咽的动作及咳嗽等，一下子就拔出了内镜，在食管入口部的观察是特别困难的。据自身的经验，发现的 3 例病变中的 2 处病变，是查过了 1/2 周的 T1a-LPM 癌。浸润深度是浅层病变，

要是定期进行内镜检查的话，希望在更小、更早的阶段发现病变。在食管入口处不能充分观察到的情况下，安装辅助装置等，应该分几次看一下。

7. 颈部食管浅表型癌浸润深度的判断

由于颈部食管是观察困难的部位，病变发现得比较迟，预测多是病情进展阶段被发现的，实际上对食管癌的高风险病例[6]可以进行充分的随访，发现的病变大约 77% 是 T1a–LPM 为止的病变。只是，除去食管 ER 后的病例和食管癌术后的 21 个病例，T1a–EP 至 LPM 癌和比 T1a–MM 更深的癌，基本上是相同数目。发现的病变对浸润深度的诊断根据病变内凹凸的程度及伸缩时形态的变化，放大内镜的表现等为参考，与其他部位不同，在颈部食管，由于伸展试着变化是比较困难的，对浸润深度的判断苦恼的病例也比较多。

从治疗方法选择来看，比 T1a–MM 更深的有 13 例，是最需要判断深度的病变，诊癌正确率为 42.6% 比较低，5 例是判断浅了，2 例是判断深了。判断浅的 5 例中的 3 例浸润范围狭窄，因为只有一个切片有浸润，浸润部所见没有捕捉到就判断浅了。相反，浸润判断深了的，脉管侵袭是阳性，在 INFc 的 5 例没有判断浅了，3 例是正确诊断，2 例是判断深了。从治疗方针的选择观点上看，没有大的错误，有必要并用放大观察或 EUS（endoscopic ultrasonography），这会提高常规的诊断率。

8. 颈部食管癌发现的窍门

为了能够高效地发现食管癌，以上述的颈部食管癌的高风险人群为对象，在镇静下进行内镜检查。即使镇静下也有非常敏感的病例，在内镜下通过咽喉部时会活动，对颈部食管的详细观察要在内镜拔出时进行，内镜插入时能确认粗大的病变。在拔出内镜时的观察，越过食管入口到咽喉部进行，颈部食管也是距门齿 17cm 为止，

一边扩张管腔一边慢慢地拔出内镜就有可能观察到，胃黏膜异位出乎意料地多。颈部食管困难的是，不能继续扩张的食管入口近侧的病变，即使有病变，也保持不了和病变的间距，因此图像也是模糊的。为了防止这样，有必要花时间去安装辅助装置观察，或是内镜带上透明帽进行放大观察等。有必要进行碘染的时候，在镜头上安装 EMRC 用的透明帽，黏膜面和透明帽连接的地方要是染色的话，有可能进行小范围染色，对怀疑有病变的，即使观察困难也要努力观察不能放弃。

发现病变时，必须是 NBI 和白光两种都对病变进行观察，发现色调的变化、凹凸的程度及血管的变化等，NBI 和白光下的图像表现的一致性是非常重要的。对这样的训练，检查医生敏锐的视觉，不能只依赖 NBI，应在白光下也能发现病变。

总结

虽然颈部食管癌是发生率低的疾病，但因为是吞咽及发生相关的部位，为了保持治疗后的 QOL，也是期望能早期发现病变之一。进行检查的内镜医生，通常，要将咽喉及颈部食管进行深切的观察作为习惯，来进行内镜检查。

参考文献

[1] 藤原純子，門馬久美子，立石陽子，他. 頸部食管表在癌の特徴と鑑別診断—NBI 内視鏡を含めて. 胃と腸 47：360-372, 2012

[2] 島田英雄，千野修，西隆之，他. 頸部食管表在癌の内視鏡診断と治療. 消化器内科 28：104-114, 2016

[3] 日本食管学会（编）. 臨床・病理食管取扱い規約，第 11 版. 金原出版, 2015

[4] 門馬久美子，藤原純子，立石陽子，他. 咽頭・食管の拡大内視鏡正常像. 胃と腸 51：535-543, 2016

[5] 門馬久美子，吉田操，山田義也，他. 多発食管癌と黏膜切除. 胃と腸 36：1039-1047, 2001

[6] 横山顕. 食管表在癌の危険因子. 胃と腸 46：561-570, 2011

Summary

Endoscopic Diagnosis of Cervical Esophageal Cancer

Kumiko Momma[1], Junko Fujiwara,
Akinori Miura[2], Yuka Naganuma[1],
Toshihiro Matsui[2], Kunihito Suzuki,
Tetsuma Chiba, Shin-ichiro Horiguchi[3],
Tsunekazu Hishima, Misao Yoshida[4]

We investigated 55 patients (46 males and 9 females) with 57 lesions of superficial cancer of the cervical esophagus between 2007 and 2016. Lesions of eight patients (14.0%) were detected at other hospitals, and 49 lesions in 47 patients (86.0%) were detected at our hospital (after endoscopic treatment of esophageal cancer, 36.8%; after surgery of esophageal cancer, 26.3%; synchronous cancer, 7.0%; cancers of multiple organs, 10.5%; and general examination, 5.3%). At our hospital, primary observation was conducted via endoscopic examination using white light during the insertion phase and NBI during the withdrawal phase. In this study, 6 of 13 lesions (46.2%) detected with white light during the insertion phase were T1a-MM or deeper cancer. Meanwhile, 17 of 21 lesions (81.0%) detected with NBI during the withdrawal phase were<15mm in size, and a majority of them invaded up to T1a-LPM. However, they included two lesions of T1b-SM cancer. Attachments were useful for detecting six lesions, including three lesions near the esophageal inlet.

The long diameters of 57 lesions ranged from 2 to 43mm, and 80% of these lesions were within 20mm in size. The disease type included type 0-I in 2 lesions (3.5%), type 0-a and mixed-type 0-IIa in 10 lesions (17.5%), type 0-IIb in 7 lesions (12.3%), and type 0-IIc in 38 lesions (66.7%). The depth of invasion included T1a-EP cancer in 32 lesions (56.1%), T1a-LPM cancer in 12 lesions (21.1%), T1a-MM cancer in 7 lesions (12.3%), T1b-SM1 cancer in 2 lesions (3.5%), and T1b-SM2 cancer in 4 lesions (7.0%). Thus 77% of lesions invaded up to T1a-LPM. Three lesions, including one lesion of T1a-MM cancer and two lesions of T1b-SM2, were positive for vascular invasion, and one lesion of T1b-SM1 cancer was INFc.

The efficient detection of superficial cancer of the cervical esophagus can be achieved by observation with NBI endoscopic examination using sedatives, primarily in patients with a history of esophageal cancer and multiple iodine-unstained lesions. In endoscopic observation of the cervical esophagus, the endoscope reaches the pharyngeal region, going through the esophageal inlet. When a sense of distance to lesions cannot be gauged, observation should be performed with the endoscope equipped with attachments, caps, hoods, etc.

[1] Department of Endoscopy, Tokyo Metropolitan Cancer and Infectious Diseases Center Komagome Hospital, Tokyo
[2] Department of Surgery, Tokyo Metropolitan Cancer and Infectious Diseases Center Komagome Hospital, Tokyo
[3] Department of Pathology, Tokyo Metropolitan Cancer and Infectious Diseases Center Komagome Hospital, Tokyo
[4] Foundation for Detection of Early Gastric Carcinoma, Tokyo

主题　咽喉·颈部食管癌的诊断和治疗

颈部食管癌 ESD 的窍门和要点

小山 恒男[1]

高桥 亚纪子

依光 展和

摘要 ● 对于颈部食管的生理狭窄的部位，内镜观察是比较困难的。还有，镜头操作性差，经常需要展开咽喉。因为 ESD 术后狭窄的风险比较高，类固醇的局部注射或是口服，分 2 期的 ESD，需要注意预防狭窄。本文，针对颈部食管癌的 ESD 特征，解说窍门及预防术后并发症的方法。

关键词　颈部食管癌　食管 ESD　食管狭窄　颈部食管 ESD

[1] 佐久総合病院佐久医療センター内視鏡内科　〒 385-0051 佐久市中込 3400-28
E-mail : oyama@coral.ocn.ne.jp

介绍

颈部食管癌的观察和治疗主要有以下的特征：①从解剖学上，因为直径比较细，内镜观察比较困难；②镜头操作性差，ESD (endoscopic submucosal dissection) 比较困难；③术中误吸的危险性高；④术后狭窄的发生率高。本文，对颈部食管癌 ESD 的窍门及关键点进行解说。

颈部食管癌的 ESD

颈部食管因为解剖学上的狭窄，在镜头插入时、拔出时进行详细观察是比较困难的。对同部位进行详细观察的时候必须要安装前端透明帽，即使这样也有很多时候观察比较困难。

[**病例 1**] 70 多岁，男性。距门齿 17～19cm 的前左侧壁看到界限不清楚的发红，NBI (narrow band imaging) 下观察同部位呈现 brownish area (**图 1a**)。试着使用前端透明帽进行详细观察，因为颈部食管的弯曲，镜头的操作性差，不能充分观察。

在插管全身麻醉下进行碘染色，虽然病变呈现出界限清楚的碘不染区，因为颈部食管的弯曲不能充分地进行观察。在这种情况下进行标记比较困难，不可能进行 ESD (**图 1b**、**c**)。

因此，使用弯曲型喉镜在插的管与会厌之间插入 (**图 1d**)，进行喉头的展开 (**图 1e**、**f**)。打开食管入口处，镜头的操作性更加容易，有可能在碘不染区周围进行标记 (**图 1g**)。在食管入口，距门齿 15cm 处，从食管入口开始进行标记 (**图 1h**)。

使用 Hook Knife J™ 在病变口侧的黏膜下层进行局部注射，从口侧到肛侧进行黏膜切开 (**图 1i**)。虽然颈部食管内腔比较狭窄，但前端装有长的透明帽可以确保视野 (**图 1j**)。全周切开后，从口侧使用带线钛夹进行牵拉[1]，得到牵拉后继续进行剥离的操作 (**图 1k**)。随着剥离的进行，向下咽喉引出 (**图 1m**)。虽然是亚全周性的食管 ESD，但使用弯曲型喉镜和带线钛夹牵拉，也能够确保良好的视野完成 ESD (**图 1n**)。ESD 的溃疡到食管入口 (**图 1o**)。

最终诊断是 ESCC (esophageal squamous cell carcinoma)，T1a-LPM，ly0，v0，HM0，VM0，30mm×25mm 大小，R0 切除 (**图 1p**)。

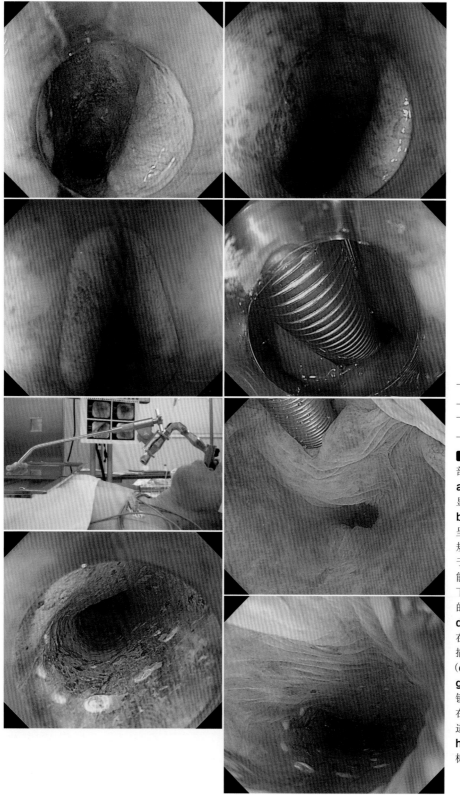

a	b
c	d
e	f
g	h

图1 [**病例1**] 颈部食管癌的 ESD

a NBI 的观察图像。显示了 brownish area。

b，c 碘染图像，病变呈现了界限明了的不规则的碘不染区，由于颈部食管的弯曲不能充分观察。这种状态下进行标记是比较困难的，不能进行 ESD。

d~f 使用弯曲型喉镜在插的管与会厌之间插入（**d**），打开喉头（**e、f**）.

g 打开食管入口处，镜头的操作变容易了，在碘不染区周围可以进行标记了。

h 从食管入口处进行标记。

i	j
k	l
m	n
o	p

图1 （续）

i 使用 Hook Knife J™ 在病变的口侧进行黏膜下层注射，从口侧到肛侧进行黏膜切开。

j 虽然颈部食管内腔比较狭窄，但镜头前端使用长的透明帽可以确保视野。

k 全周切开后在口侧留置带线钛夹，一边牵拉一边继续进行剥离。

l, m 随着剥离进行，带线钛夹牵引到病变的口侧，向下咽喉引出。

n 使用弯曲型喉镜和带线钛夹进行牵引，能够确保良好的视野，完成 ESD。

o ESD 的溃疡到达食管入口处。

p ESD 切除的标本。最终诊断为 ESCC，T1a-LPM，ly0，v0，HM0，VM0，30mm×25mm 大小，是 R0 切除。

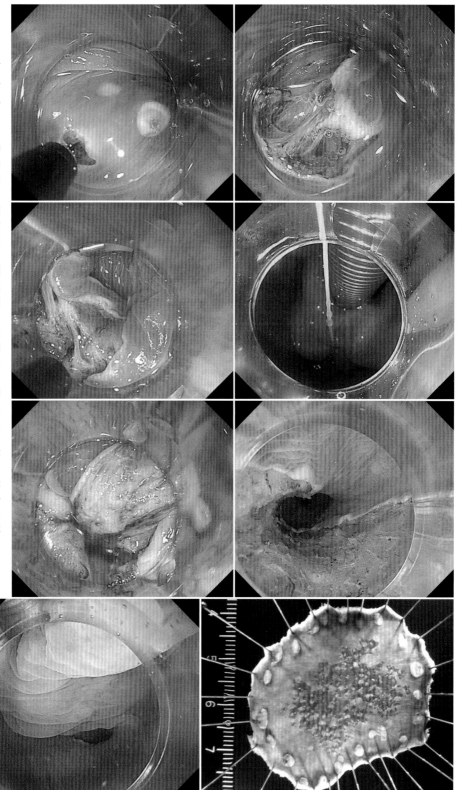

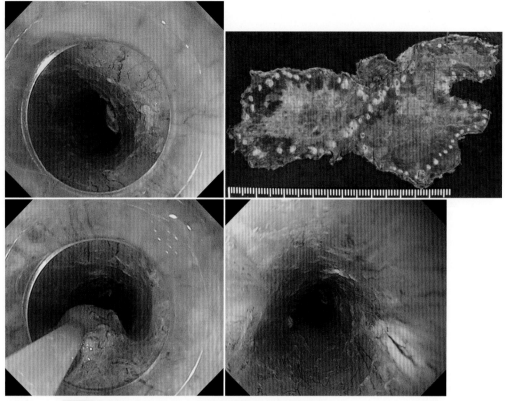

a	b
c	d

图2 [**病例2**] 全周切除后进行 EBD 时穿孔的颈部食管癌

a 距门齿 18～27cm，同时多发性食管癌确认有 3 处。

b 切除的标本，① SCC，T1a–LPM，ly0，v0，HM0，VM0，0–Ⅱb，36mm×25mm 大小，Ut；② SCC，T1a–LPM，ly0，v0，HM0，VM0，0–Ⅱc，36mm×28mm 大小，Ce；③ SCC，T1a–EP，ly0，v0，HM0，VM0，0–Ⅱb，23mm×8mm 大小，Ce。

c，d 为了预防术后狭窄，给予 TA 2mg×25 处，共计 50mg 进行局部注射。

ESD 术后狭窄的对策

颈部食管是有生理狭窄的，这是 ESD 术后狭窄的危险因素之一。近些年来，试着局部注射激素[2, 3]或是口服[4]，以预防狭窄，也有效果不好的情况。

[**病例2**] 70 多岁，男性。距门齿 18～27cm 有同时多发的食管癌 3 处。非肿瘤处有狭窄，之间的黏膜内也有多数的淡的碘不染区，为了预防之后多发癌的可能，进行大约 8cm 的全周性切除（**图2a**）。最终诊断是：① SCC，T1a–LPM，ly0，v0，HM0，VM0，0–Ⅱb，36mm×25mm，Ut；② SCC，T1a–LPM，ly0，v0，HM0，VM0，0–Ⅱc，36mm×28mm，Ce；③ SCC，T1a–EP，ly0，v0，HM0，VM0，0–Ⅱb，23mm×8mm，Ce（**图2b**）。

为了预防术后狭窄，给予曲安奈德（triamcinolone acetonide，TA）2mg×25 处，共计 50mg 进行局部注射（**图2c、d**）。之后，以 1～2 周的间隔反复局部注射 TA，因为接着狭窄变严重了，在 ESD 术后 3 个月在 18mm 处进行了内镜下球囊扩张术（endoscopic balloon dilation，EBD），导致了穿孔（**图2e**）。经过进食、抗炎的保守治疗，之后在 15mm 处进行 10 次的 EBD，狭窄解除了（**图2f**）。

像这样对颈部食管癌进行全周的 ESD，高度狭窄是很危险的。另外，即使在颈部食管生理

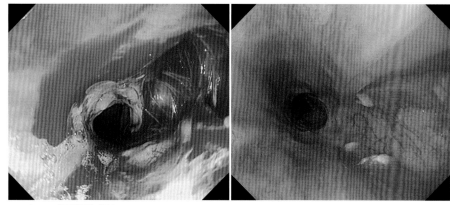

| e | f |

图2（续）
e ESD 术后 3 个月在距门齿 18cm 处进行 EBD，出现穿孔。
f 经过禁食、给予抗菌药物等保守治疗后恢复，以后在 15mm 处进行了 10 次 EBD，解除了狭窄。

狭窄的地方，18mm 处的 EBD 是负荷过度，导致了穿孔的危险。以后在 15mm 处使用球囊扩张术，能够安全地进行。

预防 ESD 后的狭窄

【**病例 3**】 30 多岁，女性。距门齿 16～23cm 发现多发食管癌 10 处病变（**图 3a ～ d**）。需要进行 8cm 以上的全周性切除，预测必定有狭窄。因此，为了预防狭窄，制定了分 2 次进行 ESD 的计划。

首先，对距门齿 18～20cm 的前壁存在的 5 处病变进行 ESD 切除，对**图 3b** 的病变 A、B 和 C 之间进行标记（**图 3e**）。B 和 C 之间大约 2mm，勉强紧凑地切开黏膜，将 5 处病变一次性切除。在 ESD 结束时，从 ESD 溃疡的肛门侧确认对侧的病变 C（**图 3f、g**）。最终诊断：同时性多发扁平上皮癌，任何一个深度都是 T1a-EP，完全切除了（**图 3h**）。

在 3 个月后，对残留的 5 处病变进行 ESD 切除。在 12 点方向确认了 ESD 的溃疡没有狭窄，镜头的操作性良好（**图 3i**）。5 处病变在距门齿 16～23cm 处，只有最靠近口侧的病变大概分开 1cm，其他 4 处病变距离很近。为了预防狭窄，对肛侧的 4 处病变和口侧的 1 处病变分开切除。

首先，对肛侧的 4 处病变进行标记。在 1 点钟方向有之前 ESD 的瘢痕，必须要切开瘢痕内的黏膜（**图 3j**）。相同部位的黏膜下层有高度的纤维化（**图 3k**），谨慎确定剥离层（**图 3l**），残留 1 条正常的黏膜进行了 6cm 的亚全周性切除（**图 3m**）。小病变全是 T1a-EP 型，最大的 1 处病变是 T1b–SM2（410μm）（**图 3n**）。

最靠近口侧的 1 处病变距门齿 16～18cm 处，因为稍微有点分离，另外进行了 ESD，两者间大概保留了 3mm 的正常黏膜（**图 3o**）。最终诊断为 SCC，T1a-EP，20mm×15mm 大小。最后，局部注射了 TA 2mg×50 处，总计注射了 100mg，结束手术（**图 3p**）。

术后每隔 2 周追加注射 TA，共计 3 次，15mm 处的 EBD 只进行了 2 次，能预防狭窄（**图 3q**）。

要是全周性的病变的话，虽然必须进行 1 期的全周切除，但对像本病例这样的同时多发的病变，进行 2 期分开 ESD 对预防狭窄是有效的。只是，第二次的 ESD，必须要切开第一次 ESD 的瘢痕，对技术的要求比较高。

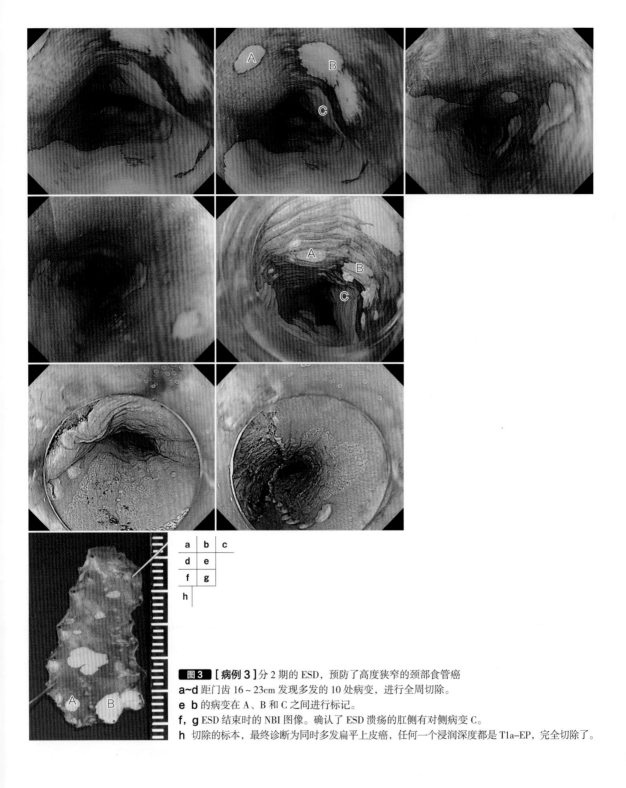

图3 [**病例3**] 分 2 期的 ESD，预防了高度狭窄的颈部食管癌

a~d 距门齿 16 ~ 23cm 发现多发的 10 处病变，进行全周切除。

e b 的病变在 A、B 和 C 之间进行标记。

f, g ESD 结束时的 NBI 图像。确认了 ESD 溃疡的肛侧有对侧病变 C。

h 切除的标本，最终诊断为同时多发扁平上皮癌，任何一个浸润深度都是 T1a-EP，完全切除了。

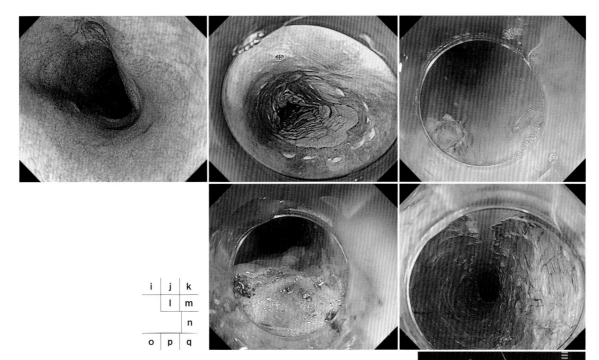

i	j	k
	l	m
		n
o	p	q

图3（续）

i 在 3 个月后的 ESD，12 点钟的方向有 ESD 术后的溃疡没有狭窄，镜头的操作性良好。

j 1 点钟的方向有上次的 ESD 的瘢痕，必须对瘢痕内的黏膜进行切开。

k 伴有相同部位黏膜下层高度纤维化。

l 谨慎地确定剥离层，进行剥离操作。

m 留有一条正常黏膜，进行了 6cm 的亚全周切除。

n 切除标本的全体像。小病变全是 T1a-EP 型，最大的 1 处病变是 T1b-SM2（410μm）。

o 最靠近口侧的 1 处病变距门齿 16～18cm 处，因为稍微分开的原因，另外进行 ESD，两者之间正常黏膜保留了 3mm。

p 局部注射 TA 2mg×50 处，共计 100mg，结束手术。

q 术后每间隔 2 周追加局部注射 TA 50mg，共计 3 次，在 15mm 处只进行了 2 次 EBD，能预防狭窄。

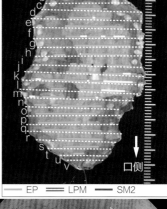

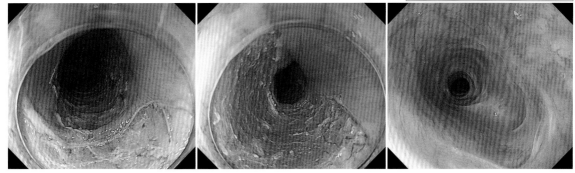

总结

在颈部食管的生理狭窄部镜头的操作性比较差，术中误吸的风险性也高。有时需要展开喉头，ESD 术后狭窄的风险性也高。因此，期望对颈部食管癌的 ESD 在专门的医疗机构里进行。

参考文献

[1] Oyama T. Counter traction makes endoscopic submucosal dissection easier. Clin Endosc 45：375-378, 2012

[2] Hashimoto S, Kobayashi M, Takeuchi M, et al. The efficacy of endoscopic triamcinolone injection for the prevention of esophageal stricture after endoscopic submucosal dissection. Gastrointest Endosc 74：1389-1393, 2011

[3] Hanaoka N, Ishihara R, Takeuchi Y, et al. Intralesional steroid injection to prevent stricture after endoscopic submucosal dissection for esophageal cancer：a controlled prospective study. Endoscopy 44：1007-1011, 2012

[4] Yamaguchi N, Isomoto H, Nakayama T, et al. Usefulness of oral prednisolone in the treatment of esophageal stricture after endoscopic submucosal dissection for superficial esophageal squamous cell carcinoma. Gastrointest Endosc 73：1115-1121, 2011

Summary

Knack and Point of ESD for Cervical Esophageal SCC

Tsuneo Oyama[1], Akiko Takahashi, Nobukazu Yorimitsu

Performing ESD（endoscopic submucosal dissection）on the Ce（cervical esophagus）is difficult owing to the narrow space and poor maneuverability in the Ce. However, a curved laryngoscopy can increase the effective working space, thus allowing for better ESD in the Ce.

There are several risk factors contributing to severe stricture following esophageal ESD. One such risk factor is the location within the Ce, which is largely due to the narrow diameter of the Ce. Some procedures, such as steroid injection or oral intake, have been reported to be effective for preventing severe stricture following semi-circumferential ESD. However, the effects are not sufficient for use in circumferential ESD, particularly in cervical esophageal ESD.

Here, we report on a method of ESD for CeSCC（cervical esophageal squamous cell carcinoma）and a complication of endoscopic balloon dilatation following circumferential ESD for CeSCC. Finally, we report on a case wherein 10 synchronous CeSCCs were performed and was then successfully treated with a two-step ESD without severe stricture. Thus, a two-step ESD may be a promising option for preventing severe stricture, particularly for cases with synchronous lesions. However, severe fibrosis arising from the first ESD may cause the mucosal incision and submucosal dissection in the second ESD to become more difficult. Therefore, such difficult ESDs should be performed only by expert endoscopists.

[1] Department of Endoscopy, Saku Central Hospital Advanced Care Center, Saku, Japan

1 例显示胃黏液性质的 0-Ⅱc 型的早期直肠癌

中野 尚子[1]　　高滨 和也[2]　　塚本 彻哉[3]

前田 晃平[1]　　大森 崇史　　　城代 康贵

生野 浩和　　　宫田 雅弘　　　小村 成臣

镰野 俊彰　　　田原 智满　　　长坂 光夫

中川 义仁　　　柴田 知行　　　大宫 直木

早期胃癌研究会病例 （2016 年 7 月）
[1] 藤田保健衛生大学消化管内科
　〒470-1192 豊明市沓掛町田楽ケ窪 1-98
　E-mail : naokomaruyama-gi@umin.ac.jp
[2] 高浜内科
[3] 藤田保健衛生大学病理診断科

概述●患者是 50 多岁的男性，在直肠有个直径 25mm 大小的发红的表面明显凹陷的肿瘤。NBI 放大观察下可见血管性状是中央见网状、栅栏状血管，边缘有细小的血管，没有无血管区。表面形态不明确，JNET 分类诊断为 2B 型。结晶紫染色后放大观察，V_1 型高度不规则的腺管开口形态，一部分混有 Ⅰ 型。根据患者本人的希望进行 ESD 治疗。病理显示：中分化管状腺癌 （tub2 > por1 > por2），pT1a （SM1，400 μm），ly （-），v （-），pHM0，pVM1. MUC5AC，MUC6，pepsinogen Ⅱ 染色阳性，显示是胃黏液的性质。发生部位在直肠，再加上是胃黏液的性质，有低分化成分的 LST-NG （0-Ⅱc） 型病变比较少见，因此进行报告。

关键词　　早期直肠癌　胃黏液性质　0-Ⅱc 型

介绍

在大肠的 LST-NG （laterally spreading tumornon-granular type） 及 0-Ⅱc 型病变在右半结肠比较多见，直肠比较少见。还有胃黏液性质在大肠癌里非常稀少。这次报告 1 例呈现胃黏液性质的 0-Ⅱc 型早期直肠癌的病例。

病例

患者：50 多岁，男性。

现病史：大便隐血阳性，就近就诊时行大肠镜检查，因为认为是早癌，为求进一步精查及治疗，经介绍来作者所在医院就诊。

钡剂灌肠 X 线造影显示　　在下部直肠可见边缘不规则的钡剂的椭圆形病变，即使放气病变也是界限明确的，在侧面像有一点点的角状变形，没有明确的弧度 （**图 1**）。

肠镜下表现　　在直肠 （距肛缘 6cm） 可见直径 25mm 表面凹陷的肿瘤。周围伴有白斑强发红的病变，周围的界限明确 （**图 2a**）。减少空气量后有一定的厚度，中央稍微发硬 （**图 2b**）。靛胭脂染色后，病变周围有一点点凹陷，缺乏与正常黏膜的高度差，中央也是稍微褪色的黏膜 （**图 2c、d**）。NBI （narrow band imaging） 放大观察血管形态，网络·栅栏状与正常相比口径较扩张，出现与常见的大肠癌不一致的异常的不规

101

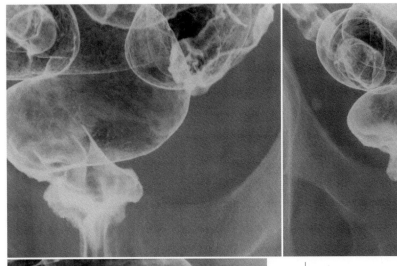

a	b
c

图1 钡剂灌肠X线造影表现
a 直肠可见边缘不规则的钡剂的椭圆形病变。
b 即使放气，病变的界限也是清楚的。
c 侧面图像可见接近角状的一点点的变形。

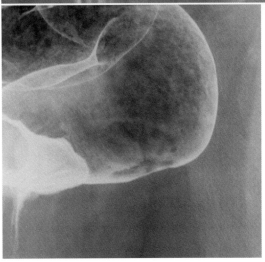

则、不均一的血管（**图3a**）。没有无血管区（avascular area）。表面形态不明确，JNET分类考虑2B型（**图3b**）。结晶紫染色放大观察腺管开口，看到边缘不规则，管腔狭窄的小型不规则的密集的腺管，诊断为高度不规则的Vɪ型（**图4a**）。还有，也存在一部分是Ⅰ型的腺管（Pit）（**图4b**）。

经过 根据内镜表现，考虑有SM深部浸润癌的可能，占据的部位是直肠，要是手术的话，可能要造瘘，因为患者本人强烈希望可能在内镜下切除，进行了以诊断治疗为目的的ESD

（endoscopic submucosal dissection）。

病理组织学表现 中分化管状腺癌（tub2 > por1 > por2），pT1a（SM1，400μm），INFa，med，ly（－），v（－），pHM0，pVM1。切片7的深部切缘近侧有肿瘤浸润，垂直切缘诊断为阳性（**图5~图8**）。在免疫染色上，MUC5AC、MUC6、cytokeratin 7、pepsinogen Ⅱ是阳性，CD10、CDX2、MUC2阴性，显示出胃黏液性质（**图9**）。

ESD术后经过 VM1合并低分化腺癌，按照大肠癌治疗指南的标准，追加了腹腔内下超低位前方切除术。术后标本没有肿瘤残留及

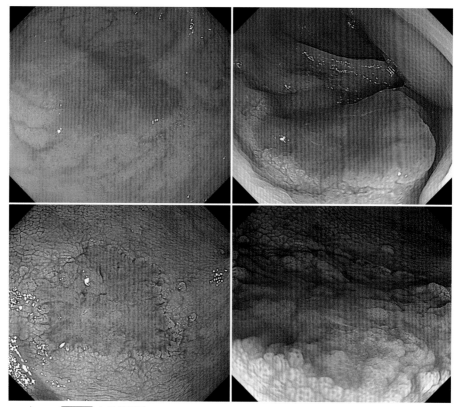

图2 大肠镜所见

a 常规观察下，在直肠可见直径为 25mm 大小的伴有周围白斑的强发红的表面凹陷型肿瘤。

b 常规观察的图像。减少空气量后有一定的厚度，中央稍微有些硬。

c 靛胭脂染色图像。病变边缘只有一点点凹陷。

d 靛胭脂染色图像（近距离）。病变内部有沟槽和细小的凹凸。

淋巴的转移。

讨论

　　早期大肠癌的肉眼观分型中隆起型、表面型有很大的区别，侧向发育性肿瘤（LST）的称呼有些在前述的肉眼观型肿瘤的基础上加上肿瘤的生物学的态度。工藤[1]关于 LST-NG 的定义为"侧向发育为主体的不成结节及颗粒集簇的上皮性肿瘤，大小超过 10mm"。进一步，藤井[2]提出作为 LST-NG 肉眼观的特征图像为"肿瘤边缘呈现出向外凸出的假伪足样（pseudopodium-like-appearance）表现"。再有，LST-NG 的边缘

的隆起部的肿瘤腺管与覆盖其上的正常的腺管形成两层结构，在 0-Ⅱc 型中是全层性的肿瘤腺管与正常腺管在一条线上的发育形态[3]。从以上所述来看，本病例，虽然肉眼观考虑是 0-Ⅱc 型，加上生物学表现，考虑为 0-Ⅱc（LST-NG）型。工藤等[4]关于凹陷型肿瘤和 LST-NG（pseudo-depressed type，PD）在多机构的调查结果基础上提出，病变是直肠表面凹陷型肿瘤的占 8.1%，LST-NG（PD）的占 2.8%。池原等[5]在关于腺瘤及早癌的讨论中报道了，在直肠，没有单纯的0-Ⅱc 病变，基本上都是 0-Ⅱa+Ⅱc 或是 0-Ⅰs+Ⅱc 型病变，在表面型肿瘤的肉眼形态鉴别上，

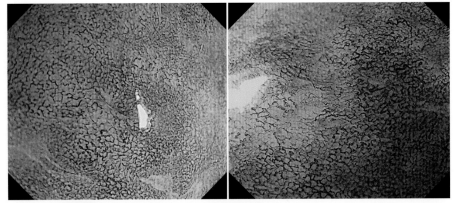

a | b

图3 NBI 放大内镜所见，JNET 分类 Type 2B

a 血管形态，在病变中央部可见明显的网络状形成。

b 边缘部有细小的密集的血管，没有无血管区（avasular area）。表面性质不清楚。

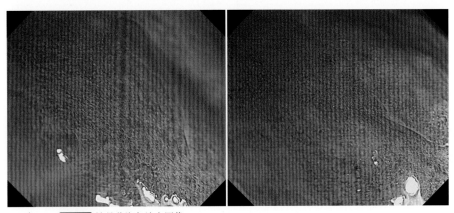

a | b

图4 结晶紫染色放大图像

a 不规则的密集的小型腺管，诊断为高度不规则的 V_1 型。

b 存在一部分 I 型腺管（Pit）。

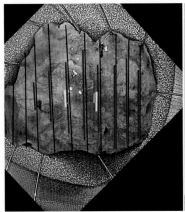
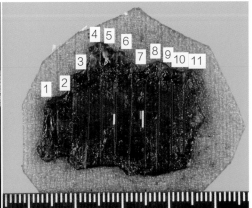

— 腺癌　　— 浸润　　— pVM（+）

a | b

图5 切下标本的图像

#5

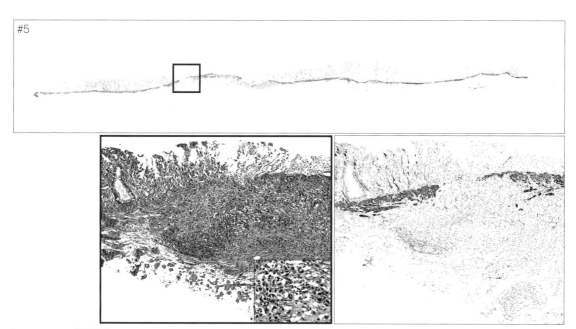

图6 切片 5 的病理组织图像

a 切片 5 的整体图像。

b a 的红框的放大图像（HE 染色，×50），SM 浸润处。

c desmin 染色（×50），确认有肌层的断裂。

#7

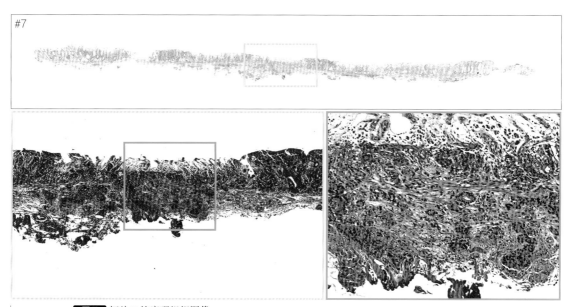

图7 切片 7 的病理组织图像

a 切片 7 的整体图像。

b a 的黄框的放大图像（HE 染色，×25）。

c b 的蓝框的放大图像（HE 染色，×100）。vertical margin（＋）。

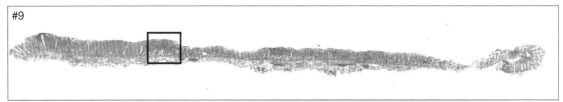

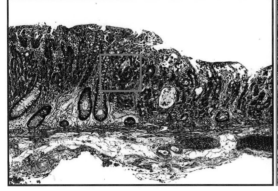

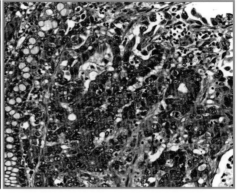

图8 切片 9 的病理组织图像

a 切片 9 的整体图像。

b a 的红框的放大图像（HE 染色，×50）。

c b 的绿框的放大图像（HE 染色，×200）。有中分化腺癌和低分化腺癌的成分。

LST-NG（PD）结肠（包括 RS）的是 12%，直肠的（Ra，Rb）是 7%。本病例，虽然作为肉眼观分为 0-Ⅱc 型，在腺管开口的观察上，因为肿瘤内有正常的腺管，从发育形态考虑分类为 LST-NG。

大肠癌的大部分都是高、中分化型癌，黏液癌、印戒细胞癌及低分化腺癌占全部大肠癌的 4% 左右。一般在右侧结肠的发生率比较高[6]，坂本等[7]报道了，右侧结肠的占 68%，仅限在内镜下早癌的诊断病变，8 例中 5 例在升结肠，2 例在横结肠，1 例在乙状结肠，明显右半结肠多发。在金尾等[8]的报告中，低分化癌的发生率为 1.9% ~ 7.7%。吉川等[9]的报告中，在内镜及外科手术切除的标本上，早癌中低分化癌占 0.4%（794 例中的 3 例），在进展期癌更是罕见。在工藤等[4]的多中心的问卷调查中，低分化癌在表面凹陷型肿瘤中占 0.9%，在 LST-NG（PD）中 1 例也没有。还有，在临床病理学上特征是：

右侧结肠多发，脉管侵袭阳性率高，淋巴结转移率高，早癌表面型特别是有凹陷型的病例比较多[10]。在佐藤等[11]的报告中，低分化腺癌与高分化腺癌相比浸润深度及淋巴结转移进展的病例多见，但是在远处转移和腹膜种植等的比例中没有明显差异，进行根治度为 A 的手术的病例的 5 年生存率没有差别，认为早发现、早治疗是很重要的。早期的低分化腺癌报告很少，期待今后积累病例更加明确其特征。

在 2010 年以后，在医学杂志中心以"早期大肠癌""低分化腺癌""早期大肠低分化腺癌"为关键词检索的结果，早期大肠低分化腺癌包括自检的病例共 15 例（**表 1**）[8-10, 12-17]。年龄为 50 ~ 70 岁，男性的比例高。平均肿瘤直径是 15（3 ~ 30）mm，病变分部在是右半结肠（盲肠 - 横结肠）6 例，左半结肠［降结肠 - 乙状结肠（包含 RS）］5 例，直肠（Ra·Rb）有 4 例。肉眼观为表面凹陷型（0-Ⅱc，0-Ⅱa＋Ⅱc，0-Ⅰs＋

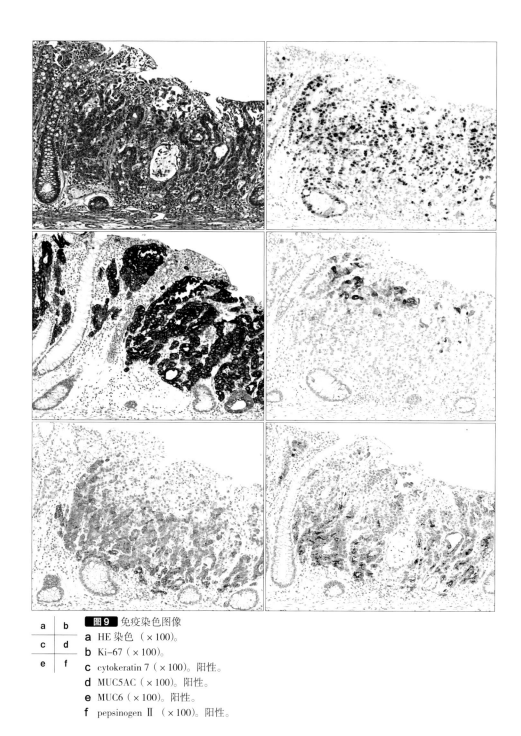

a	b
c	d
e	f

图9 免疫染色图像

a HE 染色（×100）。

b Ki-67（×100）。

c cytokeratin 7（×100）。阳性。

d MUC5AC（×100）。阳性。

e MUC6（×100）。阳性。

f pepsinogen Ⅱ（×100）。阳性。

Ⅱc）11 例基本都占了，结晶紫染色放大观察的病例多是 V 型，即使在其中 VN 型也比较多，有 9 例。还有，其中没有脉管侵袭的 15 例中只有 4 例。坂本[7] 等的报告中，在确认黏膜内的病变中，全部的病变都有分化癌的成分，而且没有腺瘤成

分，再以 de novo 癌（0-Ⅱc 型病变）为起点，相比早阶段就发生了性质的变化，是作为低分化腺癌的性质获得恶性程度高的肿瘤细胞浸润的结果。Yao 等[18] 报告了，表面凹陷型癌的早期的低分化腺癌没有腺瘤成分，重新看发癌机制，在

表1 大肠低分化腺癌（pSM 癌）报告的病例（包括自检病例）

年份	报告者	年龄	性别	部位	大小(mm)	肉眼观	pit	浸润深度(浸润距离, μm)	ly	v	N	治疗	转归
2010	松本等[12]	50多岁	F	T	18	0-IIa+IIc	V_I 型	SM (800)	2	0	—	ESD→ope	生存
2010	金尾等[8]	71	M	RS	10	0-Is	V_N 型	SM (4000)	3	0	+	ESD→ope	原发病死亡
2010	金尾等[8]	59	M	A	12	0-Isp	V_I 型	SM (2500)	3	2	3	EMR	其他疾病死亡
2010	黑河等[13]	50多岁	F	Ce	13	LST-NG	V_N 型，V_I 型	SM (2000)	2	1	+	ope	生存
2010	野村等[10]	75	M	Ce	3	0-IIc	V_N 型	SM (600)	0	0	0	ope	生存
2010	吉川等[9]	50多岁	M	RS	30	LST-NG	V_N 型	SM (3600)	0	0	—	ope	生存
2010	吉川等[9]	60多岁	M	Rb	19	0-Is+IIc	V_N 型	SM (2700)	0	0	—	ope	生存
2010	吉川等[9]	50多岁	M	T	15	0-IIc	—	SM (1200)	0	0	0	ope	不清除
2012	青木等[14]	61	M	D	10	0-IIc	V_I 型高度	SM (1500)	1	0	—	ESD→ope	生存
2012	吉井等[15]	70多岁	F	Rb	25	0-IIa+IIc	V_I 型高度	SM (350)	1	0	0	ope	不清楚
2015	石川等[16]	56	M	S	9	0-IIa+IIc	V_N 型	SM (1800)	2	0	—	EMR→ope	生存
2015	石川等[16]	53	M	S	8	0-IIa+IIc	V_N 型	SM (1600)	1	0	—	EMR→ope	生存
2015	石川等[16]	50	M	A	12	0-IIa+IIc	V_N 型	SM (2110)	2	2	+	ope	生存
2015	石川等[16]	73	F	Rb	20	0-IIa+IIc	V_N 型	SM (3100)	0	0	—	ope	生存
2016	自检病例	50多岁	M	Rb	29	0-IIc	V_I 型高度	SM (400)	0	0	—	ESD→ope	生存

EMR：内镜下黏膜切除术

早期就有向黏膜下浸润的倾向。本病例也是，以中分化腺癌为主体，伴随着低分化腺癌，肉眼观也是 0-IIc 型形态，推测是类似上述的发育过程。

本病例，MUC5AC、MUC6、pepsinogen II 是阳性，呈现出胃黏液的性质。在 2010 年以后，以"大肠癌""胃黏液性质"为关键字检索病例报告，发现只有 1 例[19]。呈现胃黏液性质的大肠癌，有锯齿状病变、溃疡性结肠炎、胃黏膜异位等情况。八尾等[20] 使用 MUC2、CD10、human gastric mucin（HGM）还有 MUC5AC 的免疫染色将大肠癌分为大肠型、小肠型、胃型、混合型及不能分类型等 5 种类型。其中胃型是以黏膜内有锯齿状结构的浸润，显示低分化倾向的锯齿状相关癌为特征的。在本病例追加的肠切除的标本中，ESD 瘢痕近侧有多个增生性息肉，显示有可能是增生性息肉来源的，在免疫染色中因为与既往病变染色形态不同，不能确定。还有，在术前进行上消化道检查时没有发现异常，否定了胃癌转移的可能。

总结

这次，以胃黏液性质的低分化腺癌的 0-IIc 型早癌直肠癌作为罕见病例进行经验性报告。

参考文献

[1] 工藤進英. 早期大腸癌—平坦・陥凹型へのアプローチ. 医学書院，1993
[2] 国立がんセンター内視鏡部 (編). 藤井隆広 (責任編集). 国立がんセンター 大腸内視鏡診断アトラス，医学書院，2004
[3] 藤井隆広. 大腸 LST の歴史と今後. Intestine 20：15-24，2016
[4] 工藤進英，塩飽洋生. 大腸 IIc 型，LST-NG pseudo-depressed type，陥凹型由来と思われる IIa+IIc および Is+IIc の背景因子—アンケート調査から. 早期大腸癌 12：591-597，2008
[5] 池原伸直，工藤進英，前田康晴，他. 部位別にみた肉眼

型別（隆起型，表面型，陥凹型）の腺腫：早期癌病変—直腸 Rb，Ra の情報を主体とした検討．Intestine 14：559-567, 2010

[6] 田中信治．大腸低分化腺癌の初期像とその進展．胃と腸 45：1731-1732, 2010

[7] 坂本琢，松田尚久，松本美野里，他．大腸低分化腺癌の内視鏡的特徴．胃と腸 45：1750-1756, 2010

[8] 金尾浩幸，田中信治，寺崎元美，他．小さな低分化早期大腸癌の2例．胃と腸 45：1769-1776, 2010

[9] 吉川健二郎，山野泰穂，木村友昭，他．早期大腸低分化腺癌の3例．胃と腸 45：1791-1798, 2010

[10] 野村昌史，三井慎也，青木敬則，他．小さな陥凹型早期大腸低分化腺癌の1例．胃と腸 45：1785-1790, 2010

[11] 佐藤美信，丸田守人，前田耕太郎，他．大腸低分化腺癌の臨床病理学的検討．日臨外会誌 59：1214-1221, 1998

[12] 松本美野里，斎藤豊，坂本琢，他．早期大腸低分化腺癌の1例．胃と腸 45：1763-1768, 2010

[13] 黒河聖，今村哲理，本谷聡，他．早期盲腸低分化腺癌の1例．胃と腸 45：1777-1784, 2010

[14] 青木敬則，野村昌史，三井慎也，他．下行結腸に発生した陥凹型早期大腸低分化腺癌の1例．Gastroenterol Endosc 54：3418-3425, 2012

[15] 吉井新二，石垣沙織，小平純一，他．直腸早期低分化腺癌（pSM 微小浸潤癌）の1例．胃と腸 47：1284-1292, 2012

[16] 石川寛高，千野晶子，片岡星太，他．早期大腸低分化腺癌4例の検討．Prog Dig Endosc 87：180-181, 2015

[17] 斉藤裕輔．主題症例・主題関連症例のまとめ—臨床の立場から．胃と腸 45：1830-1832, 2010

[18] Yao K, Sakurai T, Iwashita A, et al. Superficial depressed type of poorly differentiated adenocarcinoma in the transverse colon. Dig Endosc 12：61-67, 2000

[19] 松下典正，古川達也，腰野蔵人，他．胃型黏液形質発現を示した横行結腸腺扁平上皮癌の1例．日消外会誌 46：456-462, 2013

[20] 八尾隆史，王寺裕，古賀裕，他．鋸歯状病変由来の大腸癌（"serrated carcinoma"）の頻度とその臨床病理学的特徴．胃と腸 42：299-306, 2007

Summary

Early Rectal Cancer（0-IIc）with Gastric Mucin Phenotype, Report of a Case

Naoko Nakano[1], Kazuya Takahama[2],
Tetsuya Tsukamoto[3], Kohei Maeda[1],
Takahumi Omori, Yasutaka Jodai,
Hirokazu Ikuno, Masahiro Miyata,
Naruomi Komura, Toshiaki Kamano,
Tomomitsu Tahara, Mitsuo Nagasaka,
Yoshihito Nakagawa, Tomoyuki Shibata,
Naoki Ohmiya

A 50-year-old man was referred to our hospital for the treatment of a tumor in the lower rectum, with 25mm diameter, reddish color, and slightly depressed shape. Magnifying narrow-band imaging showed net-like and spiral vessels at the center of the lesion and a dense network of thin vessels at the margin without an avascular area according to the JMET vessel pattern. The surface pattern was unclear and the diagnosis was JNET 2B. Magnifying chromoendoscopy with crystal violet staining showed a mixture of types I and VI severe. We recommended surgical resection, but on patient's request, we performed endoscopic submucosal dissection. On pathological examination, the endoscopically resected specimen was diagnosed as moderately differentiated tubular adenocarcinoma（tub2>por1>por2）, pT1a（SM1, 400μm）, ly（-）, v（-）, pHM0, and pVM1. Immunohistochemical staining showed that the specimen was positive for MUC5AC, MUC6, and pepsinogen II, thus indicating a gastric mucin phenotype.

0-IIc lesions have been reported to commonly develop in the right side of the colon. Here we report a rare case of LST-NG（IIc）-type lesion that was located in the rectum and had poorly differentiated adenocarcinoma components, indicating the gastric mucin phenotype.

[1] Department of Gastroenterology, Fujita Health University, Toyoake, Japan
[2] Takahama Internal Medicine Clinic, Nishio, Japan
[3] Department of Diagnostic Pathology, Fujita Health University, Toyoake, Japan

2017 年 1 月的例会

小山 恒男[1]   小林 广幸[2]

[1] 佐久医療センター内視鏡内科
[2] 山王病院消化器内科

2017 年 1 月的早期胃癌研究会 18 日（星期三）在笹川纪念会馆 2F 的国际会议场举行。主持人是小山（佐久医疗中心内镜内科）和小林（福冈山王医院消化内科），病例解说由二村（福冈大学医学部病理学讲座）担任。还有，进行图像诊断教育演讲的是和田（顺天堂大学医学部复数静冈医院病理诊断科），他以《临床医生应该知道的病理其 2【大肠】腺瘤和高分化腺癌》为专题进行讲演。

[第 1 例]　70 多岁，女性。炎性纤维样息肉（inflammatory fibroid polyp）（病例提供：广岛大学医院内镜诊疗科　佐野村洋次）。

主诉是贫血，上消化道内镜检查中发现胃部病变。读片由柴垣（岛根大学医学部附属病院光学医疗诊疗部）和田沼（手稻溪仁会病院消化器病中心）担任。在 X 线的影像中，柴垣从界限明了的隆起型病变中发现其内部有不规则的构造，侧面有轻度的变形，诊断为 T1b（SM）的分化型癌（图 1a）。田沼认为顶部构造是规则的，否定是恶性的，第一考虑是恶性淋巴瘤。长浜（千叶德洲会医院消化内科）认为边缘部有非肿瘤性上皮覆盖的 SMT（submucosal tumor）样构造，顶部有浅的凹陷，柔软，诊断考虑为分化型癌。安保（小樽掖济会医院消化病中心）也同样诊断为分化型癌。在常规的内镜图像上，柴垣和田沼认为有裂纹的 SMT 样隆起，在顶端合并不规则溃疡的病变，诊断为低分化腺癌（poor medullary adenocarcinoma, por med）（图 1b）。小

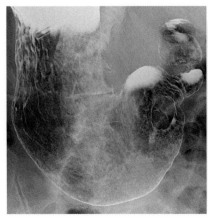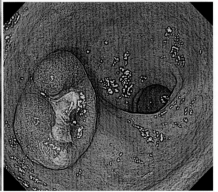

1a | 1b

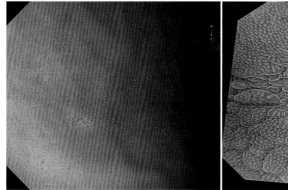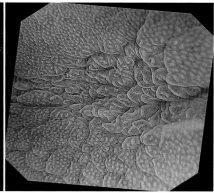

2a | 2b

泽（佐藤医院消化内科）认为在溃疡边缘是再生上皮的缘故，不是肿瘤是肉芽，考虑是炎性纤维性息肉（inflammatory fibroid polyp，IFP）。在NBI（narrow band imaging）放大内镜观察下，柴垣和田沼都认为在黏膜内没有癌，与低分化腺癌一致，小泽认为没看到癌，与IFP不矛盾。在EUS（endoscopic ultrasonography）中，柴垣和田沼共同认为在黏膜下层为主的低回声的肿瘤和与低分化腺癌不矛盾。长南（仙台厚生医院消化内镜中心）认为低分化腺癌的回声水平高的原因，考虑可能是IFP。

活检诊断为IFP，进行ESD（endoscopic submucosal dissection）治疗。

病理解说由嶋本（广岛修道大学健康科学部）担任。据水肿状的炎症性变化和嗜酸性粒细胞浸润，有毛细血管增生，以黏膜下变化为主，诊断为IFP。

最后，虽然前面的医生对内镜图像有所提示，但黏膜下肿瘤露出很大的IFP典型图像。根据前面医生采取的4处的活检，这是1例有大的形态学变化的病例。

［第2例］ 50多岁，女性。胃底腺型胃癌（病例提供：手稻溪仁会病院消化病中心 小林阳介）。

读片由高桥（佐久医疗中心内镜内科）和吉永（国立癌研究中心中央医院内镜科）担任。高桥在WLI（white light imaging）中发现胃体中部前壁有褪色的不规则的小凹陷（**图2a**）。靛胭脂染色呈现蚕食像，诊断为低分化腺癌T1a，0-Ⅱc。吉永考虑是胃底腺为背景的病变，因为凹陷界限不清楚，诊断为胃底腺胃癌。在NBI（narrow band imaging）的放大图像中，高桥认为从背景的小圆圈来看，诊断为没有萎缩的胃底腺（**图2b**）。凹陷部是低密度的绒毛样构造，从白色区（white zone，WZ）是均一的来看，表层是非肿瘤上皮，缺乏血管异型，诊断不是低分化腺癌或是MALT（mucosa-associated lymphoid tissue）淋巴瘤。吉永认为据绒毛状构造稍微不规则，还有界限不明了，诊断为胃底腺型胃癌。

竹内（长冈红十字医院消化内科）认为，凹陷边缘部有褪色调，可看到伸长的点状构造，虽然表层是非肿瘤，可能是胃底腺或是别的构造置换的，诊断为表层是非肿瘤的胃底腺型癌。土山（石川县立中央医院消化内科），从WLI图像凹陷面周围有一定厚度，内部不规则的血管来看，诊断为全层性的胃底腺黏膜型癌。

根据活检诊断为胃底腺型胃癌，进行ESD治疗。

病例解说由大森（手稻溪仁会医院病例诊断科）进行，表层是非肿瘤的胃底腺型胃癌，诊断为pT1b1（SM1，90μm），ly0，v0，HM0，VM0，3.5mm×3mm大小。在中央凹陷部的黏膜深部存在胃底腺型癌，表层是隐窝上皮，在肿瘤的边缘部黏膜深层的胃底腺癌与胃窝上皮之间残存有胃底腺。在中央，胃底腺基本上没有残留，黏膜深部是胃底腺型胃癌，表层由腺窝上皮构成。还有腺窝上皮的间质内有扩张的血管。

本病例的NBI观察：①凹陷部的密度比较低，WZ是规整的绒毛状结构；②背景黏膜呈现小圆点状；③凹陷的边缘部有伸长的规则的腺管。在病理组织学上：①是表层是非肿瘤的胃底腺型胃癌；②是胃底腺；③是腺窝上皮与胃底腺

111

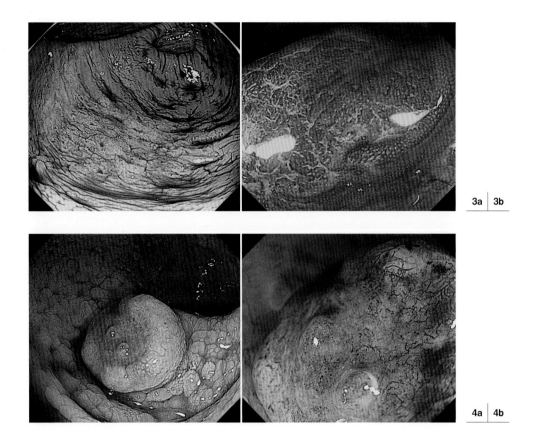

3a | 3b

4a | 4b

胃癌之间存在胃底腺。在 NBI 的放大观察下，此病例对推测组织图像是有用的。

（小山）

［第 3 例］ 60 多岁，男性。UC 相关联肿瘤（可疑）（病例提供：龟田综合医院消化内科　森主达夫）。

以观察溃疡性结肠炎（ulcerative colitis，UC）随访经过为目的（无症状）的大肠镜检查，发现盲肠的病变。结肠 X 线造影由川崎（岩手医科大学医学部内科学讲座消化内科消化道分野）进行读片，大肠黏膜基本上是正常的，要是 UC 的话，则是缓解期，虽然指出盲肠部只见到粗糙的黏膜，但诊断其性质比较困难。由松下（秋田红十字医院消化病中心）担任内镜图像读片，在常规内镜和色素染色图像（**图 3a**）中，盲肠部可见粗糙的黏膜区，怀疑是平坦的上皮性肿瘤（laterally spreading tumornon- granular type，LST-NG），从基础疾病来看，不能否认 UC 相关性肿瘤。另一方面，川崎认为界限不明了，表面是散在的正常的 I 型腺管，怀疑是非上皮性肿瘤

的 MALT 淋巴瘤。与其相对的，田中（广岛大学医院内镜诊疗科）认为在表面也含有锯齿状的不规则的腺管，不是上皮性病变，诊断为 UC 相关性肿瘤。

据 NBI 的放大观察和结晶紫染色的图像（**图 3b**），川崎认为同时混有胃上皮性肿瘤腺管和 I 型腺管，否定是非上皮性肿瘤，怀疑是 UC 相关联肿瘤黏膜内癌，松下也认为因常规的 LST 的 NBI 模式不同不能否认 UC 相关联肿瘤，但是谈不上是癌。另一方面，田中据 NBI 放大图像也考虑 UC 相关性肿瘤，据腺管不规则考虑是癌，岩男（轻盈易大学医院预防医疗中心）也认为据这样的腺管形态是典型的 UC 相关性肿瘤。据 EUS 判断是黏膜内的病变，在病例提供的医疗机构行 ESD 治疗。

病理解说由二村（福冈大学医学部病理学讲座）担任，虽然最终是黏膜内局限的肿瘤性病变，很遗憾的是 ESD 时因为变性的原因切除标本的上皮最表层基本上被剥脱了，是否是 UC 相关或是否是癌的诊断比较困难。还有，八尾隆史（顺天

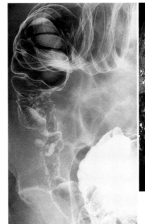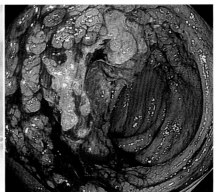

5a 5b

堂大学大学院医学研究科人体病理病态学）认为
即使是 UC 相关性肿瘤，也是低异型度，不需要
追加手术（大肠切除）。

［第 4 例］ 70 多岁，男性。直肠的恶性淋
巴瘤（病例提供：广岛市立安佐市民医院消化内
科　永田信二）。

因大便隐血阳性进行大肠镜精查，发现了直
肠的病变。内镜图像由吉村（济生会福冈综合医
院消化内科）和森山（九州大学大学园医学研
究院病态机能内科学）进行读片。从常规的内镜
和色素染色的图像（**图 4a**）上看，吉村认为是
比较明显的向上生长的明确的隆起型病变（Ⅰs
＋Ⅱc 样），表面有发红的凹陷，凹陷的界限不明
显，考虑上皮下的肿瘤，从病变部位上看，怀疑
是神经内分泌肿瘤，作为鉴别也考虑淋巴系肿瘤。
森山也认为是Ⅱc 面（上皮性肿瘤）没有明确的
凹陷，考虑是神经内分泌肿瘤。

在 NBI（narrow band imaging）的放大图像和
结晶紫染色图像中，凹陷部即使是上皮性肿瘤也
是不矛盾的腺管（JNET 分类 Type 2B），从腺窝
周围的血管及腺管的移行不明确来看，考虑不是
癌而是神经内分泌肿瘤。再有，吉村认为，在
NBI 时作为鉴别诊断追加了无色素性黑色素瘤。
在结晶紫染色图像发红的部位显示了与常规的
V_N 型腺管不同的无构造，吉村和森山都认为与
神经内分泌肿瘤不矛盾。

病理解说由金子（广岛立安佐市民医院病理

诊断科）担任，活检诊断为恶性淋巴瘤（diffuse
large B cell lymphoma，DLBCL）。其后进行化疗确
认病变缩小了。

［第 5 例］ 60 多岁，男性。局限于回盲部
的肠结核（病例提供：济生会福冈综合医院消化
内科　永松琼介）

因为下腹痛和发热来就诊，腹部 CT 提示回
盲部的病变。读片由佐野村（北摄综合医院消化
内科）和野村（札幌大通内镜诊所）担任。结肠
X 线造影（**图 5a**）显示，佐野村认为回盲部
（回盲瓣上・从盲肠到回肠末端）存在界限比较明
确的弥漫性的全周性的溃疡性病变，因为是比较
柔软性的病变，与非上皮性的恶性淋巴瘤相鉴别，
不是癌（上皮性肿瘤），最怀疑是某种缺血性为
主体的病变（具体疾病名称没有想起来）。野村
认为作为炎症的话，与周围界限相比较明确，
也没有向口侧肠管扩张等的硬度，与炎症疾病相
比较怀疑是淋巴系的肿瘤。齐藤（市立旭川医院
消化病中心）也结合血液学检查（sIL-2R 高）
和 CT 所见（回盲部明显的壁肥厚），认为与结肠
X 线造影诊断的淋巴瘤不矛盾。藏原（松山红十
字医院胃肠中心）认为，单纯认为是炎症的话比较
局限，也应该考虑血管炎症综合征及家族性地中
海热等疾病。

接着，据内镜图像及色素染色图像（**图 5b**），
佐野村和野村，认为回盲瓣被破坏及末端回肠有
全周性溃疡，病变边缘周围伴有炎症性的发红，

与正常腺管覆盖的上皮性癌表现不一样，怀疑是以上皮下为主体发育的肿瘤、恶性淋巴瘤。另一方面，藏原认为从周围的再生黏膜样表现来看，不能否定长期的慢性炎症和再生反复进行的疾病（血管炎综合征和家族性地中海热等）。

病理解说由病例提供者担任。在活检中发现多数的类上皮肉芽肿和无数的结核菌，之后经全身精查诊断是活动性肺结核导致的继发性的肠结核合并肝结核。之后，在抗结核治疗中，回盲部病变呈瘢痕样治愈后肠梗阻，对回盲部进行了切除。

像本病例这样的急性期的局限性的肠结核图像极其稀少，对肠结核经验丰富的大川（大阪市立十三市民医院消化内科）和八尾恒良（佐田医院）也没有见过，这是要牢牢记在脑海里的珍贵的病例。

（小林）

编者后记

八尾 隆史

近些年，以 NBI（narrow band imaging）为代表，伴随着图像加强内镜的普及，浅表型咽喉·颈部食管癌的发现在增加。只是，虽说发现数量在增加，关于浅表型咽喉·颈部食管癌的淋巴转移率及危险因子还不是很明确。因此在本书中，总结了浅表型咽喉·颈部食管癌的内镜诊断（发现及鉴别诊断）、治疗方针、治疗方法，总结最新的简介，以今后诊疗为主要目的。

关于发现，需要使用 NBI 无死角的充分观察，在川田的论文中解说了其窍门以及经鼻内镜的有效性。详细的内镜诊断在门马论文中有解说。由于 NBI 发现的 brownish area，除了癌以外也有淋巴滤泡、乳头瘤、黑色素瘤、炎症及放化疗之后的变化等，关于其特征和鉴别在松浦的论文中有解说。

关于中·下咽喉浅表型癌的淋巴结转移率和其危险因子在细谷的论文中有表述。还有该论文认为内镜治疗的效果也是良好的，即使淋巴结转移再发，多处的局部治疗也可以调控。淋巴结转移的危险因子重要的还是脉管侵袭。坚田的论文指出，这之外在放大内镜下出现 B2 及 B3 血管、上皮下浸润、肿瘤的厚度、癌的游离细胞巢的出现也是很重要的。

在咽喉部因为没有黏膜肌层，不能进行与食管相同的浸润深度分类，在《头颈部癌的指南（第 5 版）》中，作为浅表型癌的浸润深度的指标，从肿瘤表层到最深部的距离测定，采用肿瘤厚度（tumor thickness）。只是，在隆起性病变中与实际的"浸润"相比距离过大，评估的情况也是问题。关于这个问题，以上皮内癌的基底层到真的浸润的癌的游离细胞巢的距离作为浸润距离，与使用肿瘤厚度测定的浸润距离相比，能够反映淋巴转移的危险性，这在藤井的论文中有表述。

还有，在咽喉部的内镜治疗除了技术的困难性，引起术后狭窄高发生率的问题也有提及，这被认为是今后应该解决的问题。其解决的一个方法是关于 ELPS（endoscopic laryngo-pharyngeal surgery）的切除方法，在川久保的论文中有解说。关于 ESD（endoscopic submucosal dissection）的窍门，在小山论文中有详细说明。

如上所述，本书显示浅表型咽喉·颈部食管癌的治疗方针的制定基础的数据的同时，也明确了在内镜诊断中的注意点及治疗中的问题，并作为本书的目的进行了充分分析，这对今后浅表型咽喉·颈部食管癌的诊疗是有用的内容。只是，作为决定治疗方针的基础数据，其病例数还不是很充足。今后的课题是收集更多的病例和进行详细的病理学分析。

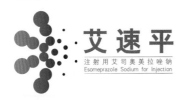

艾速平
注射用艾司奥美拉唑钠
Esomeprazole Sodium for Injection

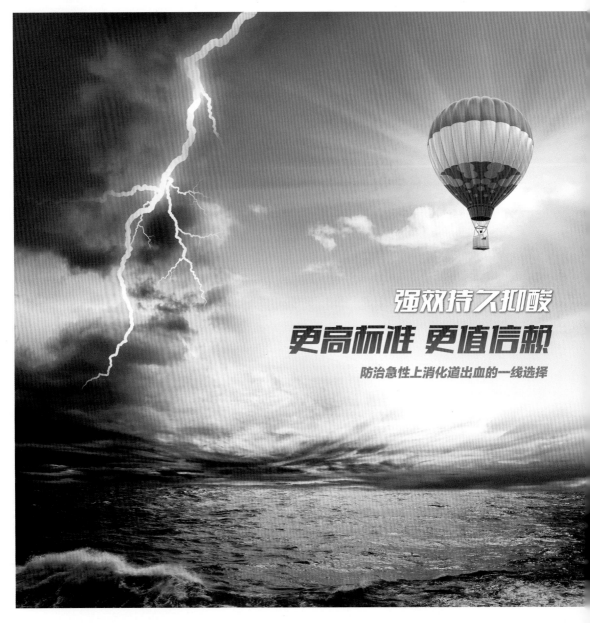

强效持久抑酸
更高标准 更值信赖
防治急性上消化道出血的一线选择

艾速平简要处方资料

【成　　分】 本品主要成分为艾司奥美拉唑钠。辅料为依地酸二钠、氢氧化钠。

【规　　格】 1.20mg（按$C_{17}H_{19}N_3O_3S$计）；2.40mg（按$C_{17}H_{19}N_3O_3S$计）。

【适 应 证】 1.作为当口服疗法不适用时胃食管反流病的替代疗法。
2.用于口服疗法不适用的急性胃或十二指肠溃疡出血的低危患者（胃镜下Forrest分级IIc-III）。

【用法用量】 1.对于不能口服用药的胃食管反流病患者，推荐每日1次静脉注射或静脉滴注本品20～40mg。反流性食管炎患者应使用40mg，每日1次；对于反流疾病的症状治疗应使用20mg，每日1次。本品通常应短期用药（不超过7天），一旦可能，就应转为口服治疗。
2.对于不能口服用药的Forrest分级IIc-III的急性胃或十二指肠溃疡出血患者，推荐静脉滴注本品40mg，每12小时1次，用药5天。

【包　　装】 中性硼硅玻璃管制注射剂瓶。1支/盒，10支/盒。

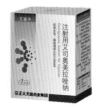

◎ 正大天晴药业集团
CHIATAI TIANQING PHARMACEUTICAL GROUP

@ HTTP://WWW.CTTQ.COM　☎ 健康咨询热线: 800 828 5598